鼠径部ヘルニア診療ガイドライン

[第2版]

2024

一般社団法人
日本ヘルニア学会 ガイドライン作成検討委員会 編

金原出版株式会社

Japanese Hernia Society (JHS) Guidelines for Groin Hernia Management 2024

edited by

Japanese Hernia Society

ガイドライン作成検討委員会構成

　2016年にガイドライン総括委員会，作成委員会，レビュー委員会，評価委員会とそれぞれ独立した体制で2015年版の改定作業の検討が開始され，2022年6月から総括委員長が蜂須賀丈博から井谷史嗣に交代し，作業を引き継いでいる。さらに2023年に日本ヘルニア学会が一般社団法人となった際に，ガイドライン統括委員会に代わるものとしてガイドライン作成検討委員会が設立され，作成委員会，レビュー委員会，評価委員会はそれぞれ部会に名称が変更となっている。委員の所属は本ガイドライン改訂版入稿時点でのものを示している。

● ガイドライン総括委員会（旧）

委員長	蜂須賀丈博	市立四日市病院　外科
委　員	柵瀬信太郎	江東リハビリテーション病院
	早川　哲史	名豊病院　腹腔鏡ヘルニアセンター

● ガイドライン作成検討委員会

委員長	井谷　史嗣	広島市立広島市民病院　外科
委　員	小丹枝裕二	国立病院機構北海道医療センター　外科
	齊藤　健太	名古屋市立大学大学院医学研究科　消化器外科学
	嶋田　　元	聖路加国際病院　ヘルニアセンター
	諏訪　勝仁	東京慈恵会医科大学　第三病院外科
	田村　孝史	筑波胃腸病院 短期滞在手術・内視鏡センター　外科
	長江　逸郎	東京医科大学　消化器・小児外科

● 作成部会

朝蔭　直樹	札幌禎心会病院　外科・消化器外科
江口　　徹	原三信病院　外科
遠藤　昌夫	介護老人保健施設尚和園アンシャンテ
河合富士美	日本医学図書館協会
川原田　陽	斗南病院　消化器外科
窪田　晃治	信州大学医学部　外科学教室消化器・移植・小児外科分野
小山　　勇	埼玉医科大学国際医療センター
執行　友成	執行クリニック
嶋田　　元	聖路加国際病院　ヘルニアセンター
島田　長人	相模原中央病院　外科・総合診療科
須田　千尋	戸田中央総合病院　麻酔科
諏訪　勝仁	東京慈恵会医科大学　第三病院外科
嵩原　裕夫	ハートライフ病院　ヘルニアセンター
土岐　　彰	戸塚共立第2病院　小児外科
徳村　弘実	東北労災病院　外科

長江　逸郎　　東京医科大学　消化器・小児外科
中嶋　　昭　　日産厚生会玉川病院
堀　　孝吏　　寺田病院　外科
三澤　健之　　帝京大学医学部　外科
宮崎　恭介　　みやざき外科・ヘルニアクリニック
諸冨　嘉樹　　矢木クリニック
矢内　俊裕　　茨城県立こども病院　小児外科
横山　隆秀　　信州上田医療センター　外科
吉田　和彦　　東京慈恵会医科大学葛飾医療センター　外科
和田　英俊　　島田市立総合医療センター　外科
渡部　和巨　　藤沢スマートタウンクリニック

●レビュー部会

伊藤　　契　　三楽病院　外科
稲葉　　毅　　東都文京病院　外科
今津　浩喜　　いまず外科
今村　清隆　　四谷メディカルキューブ　外科
植野　　望　　大阪府済生会吹田病院　ヘルニアセンター
上村　佳央　　多根総合病院　DSセンター
内田　広夫　　名古屋大学大学院医学系研究科　小児外科学
大坪　毅人　　聖マリアンナ医科大学　消化器・一般外科
大出　幸子　　聖路加国際大学　公衆衛生学研究科
小田　　斉　　おだクリニック日帰り手術外科
勝本富士夫　　勝本外科日帰り手術クリニック
川崎　篤史　　横浜みなと外科クリニック
川中　博文　　国立病院機構別府医療センター　消化器外科
川辺　昭浩　　富士宮市立病院　外科
川村　英伸　　岩手県立宮古病院　外科
小丹枝裕二　　国立病院機構北海道医療センター　外科
齊藤　健太　　名古屋市立大学大学院医学研究科　消化器外科学
佐藤　英章　　昭和大学病院　小児外科
杉山　彰英　　昭和大学横浜市北部病院こどもセンター　小児外科
進　　誠也　　光晴会病院　おなかのヘルニアセンター・外科
住田　　亙　　名古屋大学大学院医学系研究科　小児外科学
関　　　崇　　名城病院　外科
宋　　圭男　　日本大学医学部　消化器外科
高橋　俊明　　聖隷浜松病院　小児外科
田﨑　達也　　JA広島総合病院　外科
田中圭一朗　　聖隷浜松病院　小児外科
田村　孝史　　筑波胃腸病院　短期滞在手術・内視鏡センター　外科

中川　基人　　平塚市民病院　外科
長浜　雄志　　九段坂病院　外科
中林　幸夫　　川口市立医療センター　消化器外科
西村　絵美　　船橋二和病院　外科・小児外科
パウデル サシーム　恵佑会札幌病院　ロボット・内視鏡外科センター
早川　俊輔　　名古屋市立大学大学院医学研究科　消化器外科学
林　　豊　　東京医科大学　消化器・小児外科
蛭川　浩史　　立川綜合病院　外科
松原　猛人　　聖路加国際病院　ヘルニアセンター
松村　　勝　　北九州総合病院　外科
山本　海介　　医療法人社団健誠会　Ken クリニック
若杉　正樹　　茨城県立中央病院・茨城県地域がんセンター　消化器外科
和田　則仁　　湘南慶育病院　外科

● 評価部会

木村　泰三　　富士宮市立病院
古川　俊治　　慶應義塾大学病院　一般・消化器外科，弁護士
松本　純夫　　国立病院機構東京医療センター　一般・消化器外科

領域別ガイドライン作成チーム

作成チーム	主担当	担　　当
A	堀孝吏	江口徹，執行友成，和田英俊
B	諏訪勝仁	朝蔭直樹，徳村弘実，宮崎恭介
C	嶋田元	川原田陽，島田長人，吉田和彦
D	横山隆秀	窪田晃治，小山勇，中嶋昭，三澤健之，渡部和巨
Ped	長江逸郎	遠藤昌夫，嵩原裕夫，土岐彰，諸冨嘉樹，矢内俊裕

成人-鼠径ヘルニア発症における危険因子：A

成人-大腿ヘルニア発症における危険因子：B

成人-術前診断に必要な検査：C

成人-鼠径部ヘルニア分類：D

成人-適応-症候性・無症候性鼠径ヘルニアにおける治療オプション：A

成人-適応-症候性・無症候性大腿ヘルニアにおける治療オプション：B

成人-鼠径ヘルニアの外科治療：C

成人-大腿ヘルニアの外科治療：D

成人-治療オプションの個別性：A

成人-Occultヘルニア：B

成人-日帰り手術：C

成人-メッシュ材質：A

成人-メッシュ固定：A

成人-予防的抗菌薬：B

成人-麻酔：C

成人-周術期管理と指導：D

成人-慢性疼痛：予防と治療：B

成人-再発鼠径ヘルニア：C

成人-鼠径部ヘルニアの緊急手術：D

成人-トレーニングとラーニングカーブ：A

成人-専門施設とヘルニア専門医：B

成人-コスト：C

成人-症例登録：D

成人-鼠径部ヘルニアの健康アウトカムと質評価：A

小児：Ped

小児-術前診断に必要な検査

小児-鼠径部ヘルニア分類

小児-適応-症候性・無症候性鼠径ヘルニアにおける治療オプション

小児-鼠径ヘルニアの外科治療

発刊にあたって

　ヘルニア手術は外科医にとっての登竜門であり，一度は必ずメスを握る手術である。その歴史は古く，外科学の歴史そのものとさえ言われている。19世紀以降，多くのレジェンド外科医たちにより様々な組織縫合法が考案されたが，その後人工物を用いた修復術が始まると，従来の組織縫合法とともに多くの術式が乱立することとなり，何が適切な手術なのかという点において混乱を招いた時期があったのは事実である。

　そのような状況の中で，ヘルニア診療を学問的に議論し，正しい方向性を導こうとする動きが生まれ，欧州，米国に続き我が国でも2003年日本ヘルニア研究会が，初代理事長故沖永功太先生のリーダーシップのもと発足し，2008年日本ヘルニア学会へ移行した。この時期に，沖永先生より鼠径部ヘルニア分類の作成と鼠径部ヘルニア診療ガイドラインの作成が提唱された。2009年欧州では統一したガイドラインがヨーロッパヘルニア学会（EHS）から公表されたが，我が国の実情にそぐわない部分もあり，第2代理事長である柵瀬信太郎先生をガイドライン委員長として作成を開始した。その後，2015年日本ヘルニア学会より「鼠径部ヘルニア診療ガイドライン2015」が発刊された。このガイドラインは，鼠径ヘルニアだけでなく，大腿ヘルニアや小児鼠径ヘルニアを内容に含めたものであり，すべての年齢を対象とした世界初のガイドラインであった。

　その後，EHSが主導した"International guidelines for groin hernia management"が2018年に発表され，その後も更新されていく状況の中，我が国のガイドラインをどうしていくかの議論がなされたが，第3代理事長である早川哲史先生のもと，やはり我が国の実情に合ったガイドラインの作成が必要であるとの結論に至り，第2版の作成が開始された。当初は筆者がガイドライン委員長を務めたが，その後井谷史嗣先生に引き継がれ完成に至った。この場をお借りして，委員長の井谷史嗣先生と前回に引き続き最大級の貢献をされた嶋田元先生をはじめ作成に尽力していただいたすべての外科医の皆様に感謝申し上げたい。

　最後に，このガイドラインを読まれる先生方にぜひお伝えしたいことがある。ガイドラインはあくまで現時点で最も評価されている診療指針に過ぎない。外科学の中で，"minor surgery"と言われているヘルニア診療でさえ日進月歩であり，常に進化している。このガイドラインを「入口」として用い，0.1％の改善を求めて日々の診療に当たっていただきたい。特に，若手外科医の先生方は，最も身近なヘルニア診療を通じて学問的手法を学び，次のステップに進み，外科学の進歩に貢献してほしいと願っている。決してガイドラインを「出口」として使わないことを切望する。

一般社団法人　日本ヘルニア学会

理事長　蜂須賀　丈博

発刊にあたって

　2022 年に日本ヘルニア学会理事に就任したと同時に，蜂須賀丈博理事長のご指示でガイドライン委員会の委員長を拝命したことが，ガイドライン改定作業にかかわるきっかけでした。その後日本ヘルニア学会の一般社団法人化，ガイドライン委員会からガイドライン作成検討委員会への変更に伴う委員の変更など大きな変革を経たこともあり，改定作業に予想以上の時間を要しましたが，何とか発刊に至ったことは大きな喜びであります。

　2024 年版のガイドラインでは，大腿ヘルニアも含む鼠径部ヘルニアと小児分野を広くカバーするという初版の特徴は継続したうえで，より詳細なデータ解析を行うために新たにメタアナリシスを行っています。結果としてクリニカルクエスチョン(CQ)としては，成人，小児合わせて 32 カテゴリーで，2015 年版の 40 カテゴリーに比較してやや少なくなってはいるものの，ページ数は 106 ページから 20 ページほどの増加となっています。作成に携わっていただいた関係者の方々には，大変な作業であったにもかかわらず，また日常診療などでご多忙の中，快くご協力いただいたことに心よりお礼申し上げます。

　本ガイドラインは，ガイドライン評価部会の先生方の評価の後に，パブリックコメントを経て発刊されるものですが，評価部会より，"ガイドライン作成にあたり一般人，生命倫理の専門家，メディア代表者，法律の専門家が入るべきである"とのご指摘がありました。

　また，"内容が外科医を対象とした CQ に偏っており，外科医以外の医師の参考にもなるような，鼠径部ヘルニアの総論的な視点を含む CQ も必要である"とのコメントもいただきました。いずれも的を射たご意見であり，今回のガイドラインに不足している部分であることは否めないと考えています。これらに関しては，現時点では十分な改善に至っていないのが現状であり，今後の課題として継続的に検討させていただきたいと存じます。加えて，発刊後もみなさまのご評価をいただき，よりよいガイドラインの作成・改訂を目指したいと考えておりますので，ご指導ご鞭撻のほどよろしくお願いいたします。

一般社団法人　日本ヘルニア学会

ガイドライン作成検討委員会

委員長　井谷　史嗣

目　次

本ガイドラインについて

● 本ガイドラインの目的，テーマ

　　本ガイドラインは鼠径部ヘルニア診療を行う医師を対象とし，鼠径部ヘルニアの日常診療の指針を示すものである。現時点での科学的な研究結果と専門家の合意による意見で構成されており，鼠径部ヘルニア診療の質の向上を目的としている。

【補足事項】

　　現時点とは作成時点を指す。科学的な根拠に基づいて推奨を記述することを基本方針とする。新しい治療方法や十分な根拠がない領域では，わが国の現状も考慮したうえで専門家のコンセンサスによる推奨も含む。

● 本ガイドラインの対象患者

　　鼠径部ヘルニアを有する患者

● 本ガイドラインの利用者

　　鼠径部ヘルニア診療を行う医師

● ガイドラインの使用上の注意点

　　本ガイドラインは，ガイドラインに従った画一的な診療を勧めるものではない。診療ガイドラインは臨床的，科学的に満たすべき一般的な水準を示すが，個々の患者への適用は，対象となる患者の個別性，診療を提供する医療機関の地域性や特性，提供可能な診療体制を考慮して行われるべきものである。

● 責任

　　本ガイドラインの内容については一般社団法人日本ヘルニア学会が責任を負うものとする。ただし個々の患者へのガイドラインの適用や治療結果に対する責任は，患者を直接担当する医療従事者に帰属すべきものであり，本学会は責任を負わない。

● 本ガイドライン作成における資金

　　本ガイドラインの作成に要する事務・運営費用は，一般社団法人日本ヘルニア学会より拠出された。本ガイドライン作成のどの段階においても，利害関係を生じ得る団体からの資金提供は受けていない。

● 利益相反

　　本ガイドライン作成における委員の活動・作業は全て無報酬で行われた。一般社団法人日本ヘルニア学会ガイドライン作成検討委員会は，過去3年間の利益相反について，以下の基準で各委員および部会員（2023年12月時点）より申告を受けた。

〈利益相反申告項目〉該当する場合，具体的な企業名（団体名）・職名を記載，該当しない場合は"該当なし"を記載する。

1. 企業や営利を目的とした団体の役員，顧問職の有無と報酬（1つの企業・団体からの報酬額が年間100万円以上のもの）

2. 株の保有と，その株式から得られる利益（1つの企業からの利益が年間100万円以上のもの）

3. 企業や営利を目的とした団体から特許権使用料として支払われた報酬（1つの特許使用料が年間100万円以上のもの）

4. 企業や営利を目的とした団体より，会議の出席（発表）に対し，研究者を拘束した時間・労力に対して支払われた日当，講演料などの報酬（1つの企業・団体からの日当，講演料などが年間50万円以上のもの）

5. 企業や営利を目的とした団体がパンフレットなどの執筆に対して支払った原稿料（1つの企業・団体からの原稿料が年間50万円以上のもの）

6. 企業や営利を目的とした団体が提供する研究費（1つの臨床研究（治験，共同研究，受託研究など）に対して支払われた総額が年間100万円以上のもの）

7. その他の報酬（研究とは直接に関係しない旅行，贈答品など）
   （1つの企業・団体から受けた報酬が年間5万円以上のもの）
   投票時においては，学術的利益相反を有する委員，部会員は確認できなかった。

● ガイドライン作成方法

本ガイドライン作成の方法および経緯は下記の通りである。

クリニカルクエスチョン（CQ）の作成

作成部会員・レビュー部会員全員による合意率8割以上を合意とする修正Delphi法を用いた合意形成により本ガイドラインの目的とテーマを決定した。目的・テーマに関連するカテゴリー（成人24カテゴリー，小児8カテゴリー）を決定した。カテゴリーごとに主任担当および担当者を置き，カテゴリーごとにメインCQおよびサブCQを作成した。

文献検索法

文献検索期間は1980年1月1日〜2019年6月30日で，研究デザインⅣa以上，具体的にはsystematic review（SR），meta-analysisとランダム化比較試験の全件，非ランダム化比較試験およびコホート研究はn>100以上を対象とし，PubMed，医中誌，コクランライブラリの日本語および英語文献を対象にCQごとに特定非営利活動法人日本医学図書館協会に依頼した。

文献収集

タイトル・抄録による一次スクリーニング，文献本文による二次スクリーニングにより採用論文を決定した。論文収集に関しては，COVID-19の世界的流行により医学図書館閉鎖などあり，全ての論文を収集することは困難であった。

文献採用とレビュー

文献の採用は，対象集団，研究デザイン，アウトカム，背景等がCQを評価するアウトカムを含むかを観点に評価した。採用された論文を元に，Review Manager 5.2を

用いて，CQごとにアウトカムに重要度を定めたうえで，論文のバイアス評価（非ランダム化比較試験にはRoBANS-2を用いた）ならびに非直接性を評価し，アウトカムごとのエビデンスの確実性ならびにCQに対するエビデンスの確実性を評価した。これらの作業は異なる2名以上のレビュー部会員によりそれぞれ行われた。

ガイドライン草案の作成

　レビュー部会員によるCQごとの結果をもとに，担当作成グループがCQに対するAnswerおよび解説を作成した。推奨の強さとアウトカム全般のエビデンスの確実性を付与できないものには旧推奨グレードを付与し，ガイドライン草案とした。

ガイドラインの決定

　担当者により作成されたガイドライン草案は全ての作成部会および評価部会メンバーにより1〜7点で無記名投票により評価した。無記名投票による評価結果は担当者にフィードバックされ，修正のうえ，8割以上の評価点数のものをガイドラインとした。この無記名投票は2〜3回行われ，結果は第22回日本ヘルニア学会学術集会で会員に向け報告される予定である。

● ガイドライン評価方法

AGREE Ⅱによる評価

　本ガイドライン原案に対しガイドライン評価部会メンバー3名にAGREE Ⅱに沿った評価を依頼し，2名より回答があった。結果は以下の通りであった。

AGREE Ⅱによる評価法とスコア

評価領域	スコア	主な評価意見
領域1．対象と目的	83.3	外科医のみでなく他科の医師も参考になるようなCQがあるのが望ましい
領域2．利害関係者の参加	55.6	ガイドライン関係者に患者，メディア関係者などが含まれておらず，専門性なども明記されていない
領域3．作成の厳密さ	87.5	
領域4．提示の明確さ	77.8	CQ13-3と17-2で一見矛盾するような回答がある
領域5．適用可能性	71.0	
領域6．編集の独立性	83.3	該当者全員の利益相反が記載されていない

主な評価意見に対する対応
・意見：外科医のみでなく他科の医師も参考になるようなCQがあるのが望ましい
　対応：対象は外科医のみならず医師全体としているが，今回のCQは外科治療が主となっており，今後の改定の際に配慮したい
・意見：ガイドライン関係者に患者，メディア関係者などが含まれておらず，専門性なども明記されていない
　対応：次回の改定の際に検討する予定である
・意見：CQ13-3と17-2で一見矛盾するような回答がある
　対応：CQ13と17では解明したい内容が異なるため一見矛盾するような回答となるのもやむを得ないと判断している

・意見：該当者全員の利益相反が記載されていない
　対応：今後は該当者全員の利益相反を提示できるよう努力したい
・その他，個々のCQに関する問い合わせには対応し，評価者に回答した

AGREE Ⅱ全体評価

	評価点	推奨コメント
評価者1	6	このガイドラインの使用を推奨する。
評価者2	6	このガイドラインの使用を推奨する。

外部評価

　ガイドライン評価部会員によるガイドライン草案の評価を受けたのち，一般社団法人日本ヘルニア学会ホームページ上に2024年1月20日〜2024年1月26日まで公開し，パブリックコメントを募集した。寄せられたパブリックコメントに対し適宜対応した。

使用した推奨の方向性とエビデンスの確実性

　鼠径部ヘルニア診療ガイドライン2015では，科学的根拠に基づいたガイドラインとして，臨床試験等のデータのレビューを行い，「試験デザインに基づくエビデンスレベル」によって信頼性を担保したうえで，エキスパートの作成委員が協議し，ガイドラインの執筆を行い，クリニカルクエスチョン（CQ）に対し，作成委員会の中で修正Delphi法による無記名投票によりA，B，C1，C2，Dの「推奨グレード」を決定してきた。

　一方，大規模ランダム化比較試験（RCT）や複数試験のメタアナリシスデータがあるCQは，レベル1のエビデンスが存在するという理由で「強く推奨する」とされてきた。この基準では，主として効果におけるアウトカムの差が確実に存在するかが重要であり，その効果を得るためにどれくらいの合併症などの上乗せを許容できるのか，その効果の差は本当に臨床的に意味のある差なのかなど「益と害のバランス」がとれているかについては十分検証されていなかった。

　このため2024年版の診療ガイドラインは，「Minds（Medical Information Distribution Service）診療ガイドライン作成の手引き2014」，「Minds診療ガイドライン作成マニュアル2017」を参考に，一部のシステマティック・レビューが困難なCQには「試験デザインに基づくエビデンスレベル」による旧方式を，システマティック・レビューが可能なCQには「益と害のバランス」を考慮した推奨を，修正Delphi法による無記名投票により決定した。

推奨の方向

推奨の方向	実施する	実施することを強く推奨	実施することを条件付きで推奨 or　協議による意思決定が必要
	実施しない	実施しないことを強く推奨	実施しないことを条件付きで推奨 or　協議による意思決定が必要
	その他	推奨なし　or　双方を条件付きで推奨	

有望な，または新たな治療で，現時点では推奨するだけの利益に関する十分なエビデンスが得られていない場合，相当な害やコストを伴う可能性もある。このような治療を推奨することは，無効または有害かもしれない治療が急速に広まる可能性がある。一方，推奨しない場合，この治療に対する進行中の研究への被験者の参加を妨げる可能性もある。

　よって以下の3つが満たされる場合，「**研究に限定した推奨**」とすることも可能とした。

1. 推奨を導くためのエビデンスが現時点で不十分
2. 今後の研究によって益と害のバランスが変わる可能性が高い
3. 予期されるコストを考慮しても，さらなる研究を実施する価値がある（さらなる研究が出てくる可能性が高い）

推奨決定のためのアウトカム全般のエビデンスの確実性

高 ⊕⊕⊕⊕	効果の推定値が推奨を支持する適切さに強く確信がある
中 ⊕⊕⊕⊖	効果の推定値が推奨を支持する適切さに中等度の確信がある
低 ⊕⊕⊖⊖	効果の推定値が推奨を支持する適切さに対する確信は限定的である
非常に低 ⊕⊖⊖⊖	効果の推定値が推奨を支持する適切さをほとんど確信できない

● 旧方式での推奨提示

　一部のシステマティック・レビューが困難なCQには「試験デザインに基づくエビデンスレベル」による旧方式での表記とし，修正Delphi法による無記名投票により決定した。

旧推奨グレード

A	行うよう強く勧められる
B	行うよう勧められる
C1	行うことを考慮してもよいが十分な科学的根拠はない
C2	科学的根拠がないので勧められない
D	行わないよう勧められる

エビデンスレベル

I	システマティック・レビュー／メタアナリシス
II	ランダム化比較試験
III	非ランダム化比較試験
IV	分析学的研究：コホート研究［IVa］，症例対照研究／横断研究［IVb］
V	記述研究：症例報告，ケース・シリーズ
VI	患者データに基づかない専門委員会や専門家個人の意見

CQとして取り上げるにはまだデータが不足しているが，今後の重要な課題と考えられるCQについて，現状の考え方を説明している。FRQ（フューチャーリサーチクエスチョン）に該当する項目である。

用語・略語の定義と概念

本ガイドラインで用いられている用語についての定義と概念は以下の通りである。本ガイドラインの記載内容を明確にするために一部の用語の意味の統一が必須となり，初めて定義を定めた。

なお用語の定義については議論がある内容を含んでおり，従来漫然と用いられてきた意味と異なる場合があることに留意する必要がある。

1. 「鼠径ヘルニア」は外鼠径（間接型鼠径）ヘルニアと内鼠径（直接型鼠径）ヘルニアとする。

2. 「鼠径部ヘルニア」は外鼠径（間接型鼠径）ヘルニアと内鼠径（直接型鼠径）ヘルニア，大腿ヘルニアとする。

3. 腹腔鏡を用いない手術に対する切開法を「鼠径部切開法」とする。

4. 横筋筋膜のヘルニア門に対しどのように到達するかによって到達法を区別する。

    4.1 鼠径管を開きヘルニア門に到達する方法を「前方到達法」とする。

    4.2 鼠径管を開かずに腹膜切開せずにヘルニア門に到達する方法を「腹膜前到達法」とする。

    4.3 鼠径管を開かずに腹膜切開しヘルニア門に到達する方法を「腹腔内到達法」とする。

    4.4 鼠径管を開かずに大腿ヘルニア門に到達する方法を「大腿法」とする。

5. 腹腔鏡，鼠径部切開法にかかわらず，メッシュを用いた術式を「メッシュ法」，メッシュを用いない術式を「組織縫合法」とする。

6. 腹腔鏡を用いた腹膜前到達法による腹膜前修復法は「TEP」を指す。

    腹腔鏡を用いた腹腔内到達法による腹膜前修復法は「TAPP」を指す。

    腹腔鏡を用いた腹腔内到達法による腹腔内修復法は「IPOM」を指す。

    TEP：totally extraperitoneal repair

    TAPP：transabdominal preperitoneal repair

    IPOM：intraperitoneal onlay mesh repair

7. 鼠径部ヘルニア手術を行った後の鼠径部ヘルニアは，再発鼠径部ヘルニアとする。小児期のヘルニア治療後の再発も含む。

8. 鼠径部ヘルニア術後の再発鼠径部ヘルニアは「合併症」の一つと位置づける

今後のガイドラインの改訂について

本ガイドラインは原則として3～5年をめどに日本ヘルニア学会ガイドライン作成検討委員会を中心組織として改訂を行う予定である。なお迅速な改訂が必要な項目に関しては学会ホームページ上に掲載するなどで対応する予定である。

成人−鼠径ヘルニア発症における危険因子	
CQ1-1：成人鼠径ヘルニア発症における危険因子は何か？	
検討方式	コラム

成人−大腿ヘルニア発症における危険因子	
CQ2-1：成人大腿ヘルニア発症における危険因子は何か？	
検討方式	コラム

成人−術前診断に必要な検査			
CQ3-1：鼠径部ヘルニアの診断に画像検査は推奨されるか？			
Answer	還納可能な鼠径部の膨隆を認める鼠径部ヘルニアの診断にルーチンの画像検査は推奨されない。膨隆がはっきりしない鼠径部ヘルニアの診断には，立位やバルサルバ手技を伴う超音波検査を第一選択とすることが望ましい。		
推奨の方向	実施しないことを条件付きで推奨する		
エビデンスの確実性	低 ⊕⊕⊖⊖		

成人−鼠径部ヘルニア分類			
CQ4-1：鼠径部ヘルニアにはどの分類の使用が推奨されるか？			
Answer	日本ヘルニア学会 2021 年版鼠径部ヘルニア分類（新 JHS 分類）（図 1）を用いることが推奨される。		
推奨グレード	C1		
エビデンスレベル	Ⅳ	検討方式	旧方式

成人−適応−症候性・無症候性鼠径ヘルニアにおける治療オプション	
CQ5-1：無症候性の成人鼠径ヘルニア患者に手術は経過観察と比較して推奨されるか？	
Answer	無症候性の成人鼠径ヘルニア患者は，手術の絶対的な優位性を証明することはできず，十分な説明のうえでの手術および経過観察の双方が許容される。
推奨の方向	双方を条件付きで推奨する
エビデンスの確実性	低 ⊕⊕⊖⊖

成人−適応−症候性・無症候性大腿ヘルニアにおける治療オプション	
CQ6-1：無症候性大腿ヘルニアに対し手術は経過観察と比較して推奨されるか？	
検討方式	コラム

成人−鼠径ヘルニアの外科治療	
CQ7-1：術前診断が初発片側男性鼠径ヘルニアの手術治療では鼠径部切開メッシュ法と腹腔鏡手術のどちらが推奨されるか？	
Answer	腹腔鏡手術を十分習熟した外科医が実施する場合には初発片側男性鼠径ヘルニアに対し腹腔鏡手術は推奨される。全身麻酔が実施できない，開腹手術の影響で強固な癒着がある，など腹腔鏡に適さない患者に対し鼠径部切開メッシュ法が推奨される。
推奨の方向	双方を条件付きで推奨する
エビデンスの確実性	中 ⊕⊕⊕⊖

CQ7-2：初発片側男性鼠径ヘルニアに対し，Lichtenstein法と比較して他の鼠径部切開メッシュ法は推奨されるか？	
Answer	Lichtenstein法とその他の鼠径部切開メッシュ法において臨床アウトカムに大きな差は認められず，執刀医が習熟した鼠径部切開メッシュ法を実施することが望ましい。
推奨の方向	双方を条件付きで推奨する
エビデンスの確実性	中 ⊕⊕⊕⊖
CQ7-3：術前診断が初発両側男性鼠径ヘルニアの手術治療では鼠径部切開メッシュ法と腹腔鏡手術のどちらが推奨されるか？	
検討方式	コラム

成人−大腿ヘルニアの外科治療

CQ8-1：成人大腿ヘルニアに対し腹腔鏡手術は他の術式に比べ推奨されるか？	
Answer	成人大腿ヘルニアに対する腹腔鏡手術は，他の術式と比較し，治療成績に明らかな差を認めない。どちらの方法が推奨されるかの結論は導けない。
推奨の方向	なし
エビデンスの確実性	非常に低 ⊕⊖⊖⊖

成人−治療オプションの個別性

CQ9-1：80歳以上の鼠径部ヘルニアに対し鼠径部切開メッシュ法と腹腔鏡下鼠径ヘルニア修復術はどちらが推奨されるか？	
Answer	80歳以上の鼠径部ヘルニアに対し鼠径部切開メッシュ法と腹腔鏡下鼠径ヘルニア修復術はどちらを選択しても差し支えない。
推奨の方向	双方を条件付きで推奨
エビデンスの確実性	非常に低 ⊕⊖⊖⊖

成人−Occultヘルニア

CQ10-1：Occult herniaの定義は？	
検討方式	コラム
CQ10-2：Occult herniaに対する治療オプションは何か？	
検討方式	コラム

成人−日帰り手術

CQ11-1：重篤な基礎疾患を持つ鼠径部ヘルニア患者に対して，日帰り手術は推奨されるか？	
Answer	重篤な基礎疾患を持つ鼠径部ヘルニア患者に対し，ルーチンで日帰り手術を推奨するだけの十分な科学的根拠はない。適切な医療提供体制が整った環境で実施を検討することが望ましい。
推奨の方向	条件付きで弱く推奨する
エビデンスの確実性	中 ⊕⊕⊕⊖

成人−メッシュ材質	
CQ12-1：鼠径部ヘルニア手術においてどのメッシュが推奨されるか？	
Answer	軽量メッシュと重量メッシュのどちらか一方を強く推奨することはできない。
推奨の方向	双方を条件付きで推奨する
エビデンスの確実性	低 ⊕⊕⊖⊖

成人−メッシュ固定	
CQ13-1：成人鼠径部ヘルニアに対するLichtenstein法において原法と異なるメッシュ固定法は推奨されるか？	
Answer	Lichtenstein法において原法と異なるメッシュ固定法を推奨する明確な根拠はない。
推奨の方向	実施しないことを条件付きで推奨する
エビデンスの確実性	低 ⊕⊕⊖⊖
CQ13-2：成人鼠径ヘルニアに対する腹膜前修復法においてメッシュ固定は推奨されるか？	
Answer	成人鼠径ヘルニアに対する腹膜前修復法においては，メッシュ固定を否定する明確な根拠は認められない。
推奨の方向	実施しないことを条件付きで推奨
エビデンスの確実性	低 ⊕⊕⊖⊖
CQ13-3：成人鼠径部ヘルニア手術のメッシュ固定において縫合糸に比べ，セルフグリップやタッカーや接着剤などの固定法は推奨されるか？	
Answer	成人鼠径部ヘルニア手術のメッシュ固定において縫合糸に比べ，セルフグリップやタッカーや接着剤などの固定法を推奨する明確な根拠は得られていない。
推奨の方向	実施しないことを条件付きで推奨
エビデンスの確実性	低 ⊕⊕⊖⊖

成人−予防的抗菌薬	
CQ14-1：予防的抗菌剤投与はSSI（手術部位感染）を減少させるか？	
Answer	予防的抗菌剤投与はSSI（手術部位感染）を減少させる。
推奨の方向	実施することを条件付きで推奨
エビデンスの確実性	非常に低 ⊕⊖⊖⊖

成人−麻酔	
CQ15-1：初発片側鼠径部ヘルニアに対する鼠径部切開メッシュ法においてどの麻酔方法が推奨されるか？	
Answer	初発片側鼠径部ヘルニアに対する鼠径部切開メッシュ法では局所麻酔法が推奨される。ただし局所麻酔が適切でない場合や医療提供体制によってはこの限りではない。
推奨の方向	条件付きで弱く推奨する
エビデンスの確実性	低 ⊕⊕⊖⊖

成人-周術期管理と指導

CQ16-1：鼠径部ヘルニア修復術において，術直前の血糖コントロールは推奨されるか？	
検討方式	コラム

成人-慢性疼痛-予防と治療

CQ17-1：慢性疼痛の危険因子は何か？	
Answer	慢性疼痛の危険因子は，女性，50歳以下の若年者，再発ヘルニア，術後早期疼痛，術前疼痛である。
推奨の方向	なし
エビデンスの確実性	非常に低 ⊕⊖⊖⊖

CQ17-2：慢性疼痛の至適予防法は何か？	
Answer	慢性疼痛の至適予防法は，オンレイメッシュの非固定あるいはfibrin glueの使用である。
推奨の方向	なし
エビデンスの確実性	低 ⊕⊕⊖⊖

CQ17-3：慢性疼痛に対し手術療法は推奨されるか？	
Answer	効果は期待できるが，推奨に値するレベルではない。
推奨の方向	なし
エビデンスの確実性	非常に低 ⊕⊖⊖⊖

成人-再発鼠径ヘルニア

CQ18-1：腹膜前腔の広い剥離を伴う前方切開鼠径部ヘルニア修復術後の再発鼠径ヘルニアに対し，鼠径部切開法と腹腔鏡はどちらが推奨されるか？	
検討方式	コラム

成人-鼠径部ヘルニアの緊急手術

CQ19-1：嵌頓・絞扼性鼠径部ヘルニアにおける修復術においてメッシュによる修復術は推奨されるか？	
Answer	現時点で嵌頓・絞扼性鼠径部ヘルニア修復術にメッシュを使用するかしないかどちらか一方の術式を強く推奨する結論は導けない。
推奨の方向	なし
エビデンスの確実性	非常に低 ⊕⊖⊖⊖

CQ19-2：嵌頓・絞扼性 鼠径部ヘルニアにおける修復術において鼠径部切開法に比べて腹腔鏡手術は推奨されるか？	
Answer	嵌頓・絞扼性鼠径部ヘルニアに対する腹腔鏡手術は，鼠径部切開法と比較し，再発率は低く，周術期合併症も低い可能性もあるが，現時点ではどちらが推奨されるかの結論は導けない。
推奨の方向	研究に限定した推奨
エビデンスの確実性	非常に低 ⊕⊖⊖⊖

成人−トレーニングとラーニングカーブ	
CQ20-1：外科医の経験によって手術成績に違いはあるか？	
検討方式	コラム
CQ20-2：鼠径部切開法および腹腔鏡下ヘルニア修復術のlearning curveはどれくらいか？	
検討方式	コラム

成人−専門施設とヘルニア専門医	
CQ21-1：鼠径ヘルニア手術における専門医および専門施設とは何か？	
検討方式	コラム

成人−コスト	
CQ22-1：初発片側鼠径ヘルニアの予定手術において，鼠径部切開メッシュ法と腹腔鏡手術ではどちらが直接コスト，長期コストの面で推奨されるか？	
検討方式	コラム

成人−症例登録	
CQ23-1：症例登録において追跡調査は可能か？	
検討方式	コラム

成人−鼠径部ヘルニアの健康アウトカムと質評価	
CQ24-1：鼠径ヘルニア手術評価のために必要なアウトカムは何か？	
検討方式	コラム
CQ24-2：鼠径部ヘルニアに関してどのようなデータ集積が現在施行されているか？	
検討方式	コラム

小児−術前診断に必要な検査			
CQ1-1：小児鼠径ヘルニアの診断に際し画像診断は理学的所見のみによる診断と比較して推奨されるか？			
Answer	小児鼠径ヘルニアの診断に画像診断，特に超音波検査は，理学的所見よりも推奨される。		
推奨グレード	B		
エビデンスレベル	Ⅳ	検討方式	旧方式
CQ1-2：術中対側検索法は術前に行われる検査所見と比較し有用であるか？			
Answer	術中対側検索法は術前に行われる理学的所見や超音波検査と比較し，はるかに有用である。		
推奨グレード	B		
エビデンスレベル	Ⅰ	検討方式	旧方式

小児−鼠径部ヘルニア分類	
CQ2-1：小児鼠径部ヘルニアの分類に関しては病型（外・内・大腿）で判断するよりも日本ヘルニア学会2021年版鼠径部ヘルニア分類（新JHS分類）として区別する方が推奨されるか？	
検討方式	コラム

小児−適応−症候性・無症候性鼠径ヘルニアにおける治療オプション			
CQ3-1：乳児期の鼠径ヘルニアに対する治療方針として経過観察は手術治療に比して推奨されるか？			
Answer	自然治癒を考慮すると乳児期においては経過観察が望ましいが，嵌頓のリスク回避を目的として手術治療が推奨される場合もある。		
推奨グレード	B		
エビデンスレベル	Ⅳ	検討方式	旧方式
CQ3-2：新生児期の鼠径部ヘルニアに対する治療方針として経過観察は手術治療に対して推奨されるか？			
Answer	新生児期の手術は原則として推奨されないが，嵌頓が生じた症例では手術を行う。		
推奨グレード	B		
エビデンスレベル	Ⅲ	検討方式	旧方式
CQ3-3：卵巣脱出鼠径ヘルニアに対して早期手術は経過観察よりも推奨されるか？			
Answer	卵巣脱出鼠径ヘルニアでは早期手術が推奨される。		
推奨グレード	B		
エビデンスレベル	Ⅳ	検討方式	旧方式
小児−鼠径ヘルニアの外科治療			
CQ4-1：初発の小児鼠径ヘルニア手術治療ではPotts法とLPEC法のどちらが推奨されるか？			
Answer	どちらも推奨され，現時点では優劣をつけることはできない。		
推奨の方向	なし		
エビデンスの確実性	中 ⊕⊕⊕⊖		
CQ4-2：Potts法とLPEC法では適応および手術時年齢に差はあるのか？			
Answer	適応においては男女ならびに年齢による差はない。		
推奨の方向	なし		
エビデンスの確実性	中 ⊕⊕⊕⊖		
小児−日帰り手術			
CQ5-1：小児鼠径ヘルニアに対し日帰り手術は推奨できるか？			
Answer	推奨できる。		
推奨の方向	実施することを強く推奨する		
エビデンスの確実性	中 ⊕⊕⊕⊖		
CQ5-2：日帰り手術を行ううえでの必要な条件は何か？			
検討方式	コラム		

小児-周術期管理と指導	
CQ5-3：周術期管理と指導に関して	
検討方式	コラム

小児-麻酔	
CQ6-1：小児鼠径部ヘルニア手術においてLPEC法とPotts法において麻酔法に違いはあるか？	
検討方式	コラム
CQ6-2：術中の局所麻酔・ブロック麻酔・硬膜外麻酔の併用は全身麻酔のみと比較して推奨できるか？	
Answer	鼠径部切開法（前方到達法）：Potts法において，全身麻酔との併用は推奨できる。
推奨の方向	実施することを条件付きで推奨
エビデンスの確実性	中 ⊕⊕⊕⊖

小児-併発症の予防と治療			
CQ7-1：小児鼠径ヘルニアにおいて麻酔や手術の合併症を考慮した場合，手術と経過観察ではどちらが推奨されるか？			
Answer	低出生体重児では麻酔や手術の合併症が発生する可能性が高くなるため，嵌頓のリスクが低い場合には成長を待って手術すべきである。ただし，嵌頓のリスクが高い場合には早期に手術を行うべきであるが，小児外科手術に習熟した施設で小児外科専門医が実施するべきある。		
推奨グレード	B		
エビデンスレベル	Ⅳ	検討方式	旧方式
CQ7-2：腹腔鏡下ヘルニア修復術は鼠径部切開法で起こりうる合併症の予防における術式として推奨されるか？			
Answer	術後の対側発症に関しては優位に推奨される。また男児での精巣動静脈・精管の損傷に伴う精巣萎縮や精管閉塞および膀胱損傷，女児での滑脱ヘルニアでの卵管損傷の予防としても推奨されうる。		
推奨グレード	C1		
エビデンスレベル	Ⅳ	検討方式	旧方式
CQ7-3：小児の再発鼠径ヘルニアに対して鼠径部切開法と腹腔鏡下ヘルニア修復術のどちらが推奨されるか？			
Answer	鼠径ヘルニアの再発原因が確認しやすい腹腔鏡下ヘルニア修復術：LPEC法が推奨される。		
推奨グレード	C1		
エビデンスレベル	Ⅳ	検討方式	旧方式

小児-トレーニングとラーニングカーブ	
CQ8-1：小児鼠径ヘルニア手術（Potts法，LPEC法）に対するトレーニングはどのように行われているか？	
検討方式	コラム

各論

成人-鼠径ヘルニア発症における危険因子

CQ 1-1　成人鼠径ヘルニア発症における危険因子は何か？

検討方式	コラム

解説

　鼠径ヘルニア発症の危険因子として，男性[1-3]，高齢[1,2]，白人[2]，鼠径ヘルニアの家族歴[4,5]が挙げられている。BMIに関しては，過体重や肥満は発症リスクが低下し正常から低値で発症リスクが増加するという報告[1,2,6]が多いが，肥満が危険因子という報告[3]や，BMIの増加で嵌頓や絞扼のリスクが高くなるという報告[2]もある。また，内鼠径ヘルニアの危険因子として肥満，高身長が挙げられている[7]。

　生活歴としては，肉体労働の量[6-8]，飲酒歴[2,7]，喫煙歴[2]が報告されている。ただし，職業の機械的作業は外鼠径ヘルニアに関与するが，内鼠径ヘルニアには関与しないという報告[6,8]や，余暇の肉体的活動や喫煙はヘルニアに関連がないという報告[6]もある。

　また，月収が低い[7]，教育水準が低い[7]ことが危険因子という報告がある。

　既往歴としては，ヘルニアの病歴[2]，食道裂孔ヘルニア[3]，慢性咳嗽[7]，慢性閉塞性肺疾患[4]，前立腺全摘除術[9-13]，前立腺肥大症などの下部尿路機能障害[14]，腹膜透析[15]が挙げられている。

　また，小児鼠径ヘルニアの原因である鞘状突起の開存が成人で存在する場合は，存在しない場合と比較して，平均5.5年の経過観察で外鼠径ヘルニアを約4倍発症したとされている[16]。

　遺伝子変異としては，コラーゲンタイプⅠのα1遺伝子多型と鼠径ヘルニアの発症との関連が報告されており[5]，腹部大動脈瘤と鼠径部ヘルニアの発症にはアンギオテンシン変換酵素遺伝子の多型が関与するという報告もある[17]。

文献

1) de Goede B, Timmermans L, van Kempen BJ, et al. Risk factors for inguinal hernia in middle-aged and elderly men：results from the Rotterdam Study. Surgery. 2015；157（3）：540-6.
2) Ravanbakhsh S, Batech M, Tejirian T. Increasing Body Mass Index Is Inversely Related to Groin Hernias. Am Surg. 2015；81（10）：1043-6.
3) De Luca L, Di Giorgio P, Signoriello G, et al. Relationship between hiatal hernia and inguinal hernia. Dig Dis Sci. 2004；49（2）：243-7.
4) Lau H, Fang C, Yuen WK, et al. Risk factors for inguinal hernia in adult males：a case-control study. Surgery. 2007；141（2）：262-6.
5) Sezer S, Şimşek N, Celik HT, et al. Association of collagen type I alpha 1 gene polymorphism with inguinal hernia. Hernia. 2014；18（4）：507-12.
6) Vad MV, Frost P, Rosenberg J, et al. Inguinal hernia repair among men in relation to occupational mechanical exposures and lifestyle factors：a longitudinal study. Occup Environ Med. 2017；74（11）：769-75.
7) Carbonell JF, Sanchez JL, Peris RT, et al. Risk factors associated with inguinal hernias：a case control

study. Eur J Surg. 1993 ; 159 （9）： 481-6.

8） Vad MV, Frost P, Bay-Nielsen M, et al. Impact of occupational mechanical exposures on risk of lateral and medial inguinal hernia requiring surgical repair. Occup Environ Med. 2012 ; 69 （11）： 802-9.

9） Ku JY, Lee CH, Park WY, et al. The cumulative incidence and risk factors of postoperative inguinal hernia in patients undergoing radical prostatectomy. Int J Clin Oncol. 2018 ; 23 （4）： 742-8.

10） Lodding P, Bergdahl C, Nyberg M, et al. Inguinal hernia after radical retropubic prostatectomy for prostate cancer ： a study of incidence and risk factors in comparison to no operation and lymphadenectomy. J Urol. 2001 ; 166 （3）： 964-7.

11） Lughezzani G, Sun M, Perrotte P, et al. Comparative study of inguinal hernia repair rates after radical prostatectomy or external beam radiotherapy. Int J Radiat Oncol Biol Phys. 2010 ; 78 （5）： 1307-13.

12） Stranne J, Hugosson J, Iversen P, et al. Inguinal hernia in stage M0 prostate cancer ： a comparison of incidence in men treated with and without radical retropubic prostatectomy--an analysis of 1105 patients. Urology. 2005 ; 65 （5）： 847-51.

13） Sekita N, Suzuki H, Kamijima S, et al. Incidence of inguinal hernia after prostate surgery ： open radical retropubic prostatectomy versus open simple prostatectomy versus transurethral resection of the prostate. Int J Urol. 2009 ; 16 （1） ： 110-3.

14） Sánchez-Ortiz RF, Andrade-Geigel C, López-Huertas H, et al. Preoperative International Prostate Symptom Score Predictive of Inguinal Hernia in Patients Undergoing Robotic Prostatectomy. J Urol. 2016 ; 195 （6）： 1744-7.

15） Morris-Stiff GJ, Bowrey DJ, Jurewicz WA, et al. Management of inguinal herniae in patients on continuous ambulatory peritoneal dialysis ： an audit of current UK practice. Postgrad Med J. 1998 ; 74 （877）： 669-70.

16） van Veen RN, van Wessem KJ, Halm JA, et al. Patent processus vaginalis in the adult as a risk factor for the occurrence of indirect inguinal hernia. Surg Endosc. 2007 ; 21 （2）： 202-5.

17） Antoniou GA, Lazarides MK, Patera S, et al. Assessment of insertion/deletion polymorphism of the angiotensin-converting enzyme gene in abdominal aortic aneurysm and inguinal hernia. Vascular. 2013 ; 21 （1）： 1-5.

成人-大腿ヘルニア発症における危険因子

CQ 2-1 成人大腿ヘルニア発症における危険因子は何か？

検討方式	コラム

解説　成人大腿ヘルニア発症は，教科書的には高齢で痩せ型，多産の女性に多いということが言われている[1]。これは，妊娠出産による腹圧の上昇により大腿輪が開大し，腹膜前脂肪織や腹膜が大腿輪に入り込むという説に基づくものであったが，これを支持する明確なエビデンスはない。

前回の鼠径部ヘルニア診療ガイドライン2015では，成人大腿ヘルニアは高齢女性に多いことが記載されているのみであった[2]。また，2018年に発表された鼠径部ヘルニアの国際ガイドラインでも，成人鼠径ヘルニア発症の危険因子に関して，遺伝，対側の鼠径ヘルニア手術の既往，男性，加齢，そして，コラーゲン代謝異常などがあると述べられているが，大腿ヘルニアについての記載はない[3]。

文献
1) Fitzgibbons RJ, Greenburg AG. Nyhus and Condon's Hernia 5th Edition, pp. 3-8, Lippincott Williams & Wilkins, Philadelphia, 2002.
2) 日本ヘルニア学会ガイドライン委員会 編. 鼠径部ヘルニア診療ガイドライン2015, p. 22, 金原出版, 東京, 2015.
3) HerniaSurge Group. International guidelines for groin hernia management. Hernia. 2018；22：1-165.

成人-術前診断に必要な検査

CQ 3-1 鼠径部ヘルニアの診断に画像検査は推奨されるか？

answer
還納可能な鼠径部の膨隆を認める鼠径部ヘルニアの診断にルーチンの画像検査は推奨されない。膨隆がはっきりしない鼠径部ヘルニアの診断には，立位やバルサルバ手技を伴う超音波検査を第一選択とすることが望ましい。

推奨の方向	エビデンスの確実性
実施しないことを条件付きで推奨する	低 ⊕⊕⊖⊖

解説

　上記CQに対し感度，陽性的中率，臓器損傷率，特異度，陰性的中率，対側病変発見率を重大なアウトカム，コスト，被ばく量，ヘルニア以外の疾患の発見率を重要なアウトカムとして検討を実施した。ランダム化比較試験の論文はなかった。このため観察研究をもとにした検討を行った[1-36]。

　還納可能な鼠径部膨隆を伴う鼠径部ヘルニアでは，病歴と身体所見から鼠径部ヘルニアの診断は容易である。感度・特異度からも画像検査をルーチンで行うことは推奨されない。

　一方，肥満患者などで膨隆がはっきりしない場合，膨隆を伴わず痛みや違和感などの症状がある場合，診察時に膨隆を認めないが夜間になると膨隆が出現するなど明確な鼠径部ヘルニア診断に至らない場合，またヘルニアが非還納性の場合には精巣腫瘍やNuck管嚢腫なども鑑別に上がるため画像検査が必要なことがある。

　観察研究の統合結果によると，感度特異度ともに最も高いのがヘルニオグラフィーで超音波，CTは同等でMRIが最も低かった。

　ヘルニオグラフィーはヘルニア診断能が高いものの，疼痛や時に腸管穿刺などの重篤な合併症をきたす場合があり他の器質的疾患の診断はできない。

　超音波検査は簡便かつ非侵襲的で立位やバルサルバ手技を加えるなど膨隆の状態をダイナミックに確認することが可能である。また鼠径部のしこりや痛みを伴う妊娠中女性における子宮円靱帯静脈瘤ではカラーデュプレックス法が有効である。

　CTはヘルニアが還納されやすい仰臥位で実施されることが多く，また放射線被ばくの課題がある。伏臥位CTの有用性が報告されているが，ルーチンで実施を推奨するだけのエビデンスは不足している。急性嵌頓では嵌頓内容物や内容物の血流評価など身体所見に加えて腹水の有無など腹腔内の状態も評価できるため有益なことが多い。

　MRIは，非侵襲的である。仰臥位で実施する場合CTと同様の課題が残るが，内転筋腱炎，恥骨炎，股関節症，腸骨滑液包炎，子宮内膜症などの診断が可能である。

　以上から病歴や身体所見から診断がはっきりしている鼠径部ヘルニアに対し診断を

目的としたルーチンの画像検査は推奨されない。病歴や身体所見がはっきりしない鼠径部ヘルニアを疑う病変に対しては立位やバルサルバ手技を伴う超音波検査を第一選択とすることが推奨される。鼠径部ヘルニア以外の疾患の鑑別に画像検査は時に有用であるが各種検査には利点・欠点がある。超音波検査で鼠径部ヘルニアの診断に至らない場合には個々の症例に応じて適切な検査を検討することが望ましい。

図　モダリティ別感度・特異度

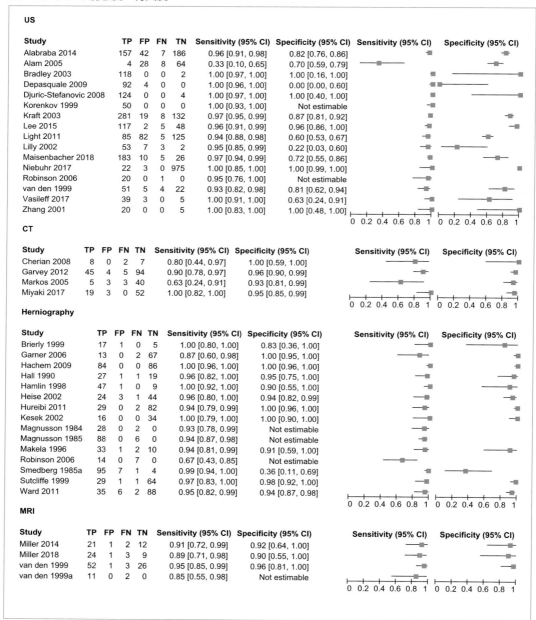

US

Study	TP	FP	FN	TN	Sensitivity (95% CI)	Specificity (95% CI)
Alabraba 2014	157	42	7	186	0.96 [0.91, 0.98]	0.82 [0.76, 0.86]
Alam 2005	4	28	8	64	0.33 [0.10, 0.65]	0.70 [0.59, 0.79]
Bradley 2003	118	0	0	2	1.00 [0.97, 1.00]	1.00 [0.16, 1.00]
Depasquale 2009	92	4	0	0	1.00 [0.96, 1.00]	0.00 [0.00, 0.60]
Djuric-Stefanovic 2008	124	0	0	4	1.00 [0.97, 1.00]	1.00 [0.40, 1.00]
Korenkov 1999	50	0	0	0	1.00 [0.93, 1.00]	Not estimable
Kraft 2003	281	19	8	132	0.97 [0.95, 0.99]	0.87 [0.81, 0.92]
Lee 2015	117	2	5	48	0.96 [0.91, 0.99]	0.96 [0.86, 1.00]
Light 2011	85	82	5	125	0.94 [0.88, 0.98]	0.60 [0.53, 0.67]
Lilly 2002	53	7	3	2	0.95 [0.85, 0.99]	0.22 [0.03, 0.60]
Maisenbacher 2018	183	10	5	26	0.97 [0.94, 0.99]	0.72 [0.55, 0.86]
Niebuhr 2017	22	3	0	975	1.00 [0.85, 1.00]	1.00 [0.99, 1.00]
Robinson 2006	20	0	1	0	0.95 [0.76, 1.00]	Not estimable
van den 1999	51	5	4	22	0.93 [0.82, 0.98]	0.81 [0.62, 0.94]
Vasileff 2017	39	3	0	5	1.00 [0.91, 1.00]	0.63 [0.24, 0.91]
Zhang 2001	20	0	0	5	1.00 [0.83, 1.00]	1.00 [0.48, 1.00]

CT

Study	TP	FP	FN	TN	Sensitivity (95% CI)	Specificity (95% CI)
Cherian 2008	8	0	2	7	0.80 [0.44, 0.97]	1.00 [0.59, 1.00]
Garvey 2012	45	4	5	94	0.90 [0.78, 0.97]	0.96 [0.90, 0.99]
Markos 2005	5	3	3	40	0.63 [0.24, 0.91]	0.93 [0.81, 0.99]
Miyaki 2017	19	3	0	52	1.00 [0.82, 1.00]	0.95 [0.85, 0.99]

Herniography

Study	TP	FP	FN	TN	Sensitivity (95% CI)	Specificity (95% CI)
Brierly 1999	17	1	0	5	1.00 [0.80, 1.00]	0.83 [0.36, 1.00]
Garner 2006	13	0	2	67	0.87 [0.60, 0.98]	1.00 [0.95, 1.00]
Hachem 2009	84	0	0	86	1.00 [0.96, 1.00]	1.00 [0.96, 1.00]
Hall 1990	27	1	1	19	0.96 [0.82, 1.00]	0.95 [0.75, 1.00]
Hamlin 1998	47	1	0	9	1.00 [0.92, 1.00]	0.90 [0.55, 1.00]
Heise 2002	24	3	1	44	0.96 [0.80, 1.00]	0.94 [0.82, 0.99]
Hureibi 2011	29	0	2	82	0.94 [0.79, 0.99]	1.00 [0.96, 1.00]
Kesek 2002	16	0	0	34	1.00 [0.79, 1.00]	1.00 [0.90, 1.00]
Magnusson 1984	28	0	2	0	0.93 [0.78, 0.99]	Not estimable
Magnusson 1985	88	0	6	0	0.94 [0.87, 0.98]	Not estimable
Makela 1996	33	1	2	10	0.94 [0.81, 0.99]	0.91 [0.59, 1.00]
Robinson 2006	14	0	7	0	0.67 [0.43, 0.85]	Not estimable
Smedberg 1985a	95	7	1	4	0.99 [0.94, 1.00]	0.36 [0.11, 0.69]
Sutcliffe 1999	29	1	1	64	0.97 [0.83, 1.00]	0.98 [0.92, 1.00]
Ward 2011	35	6	2	88	0.95 [0.82, 0.99]	0.94 [0.87, 0.98]

MRI

Study	TP	FP	FN	TN	Sensitivity (95% CI)	Specificity (95% CI)
Miller 2014	21	1	2	12	0.91 [0.72, 0.99]	0.92 [0.64, 1.00]
Miller 2018	24	1	3	9	0.89 [0.71, 0.98]	0.90 [0.55, 1.00]
van den 1999	52	1	3	26	0.95 [0.85, 0.99]	0.96 [0.81, 1.00]
van den 1999a	11	0	2	0	0.85 [0.55, 0.98]	Not estimable

図　モダリティ別Receiver Operating Characteristic curve

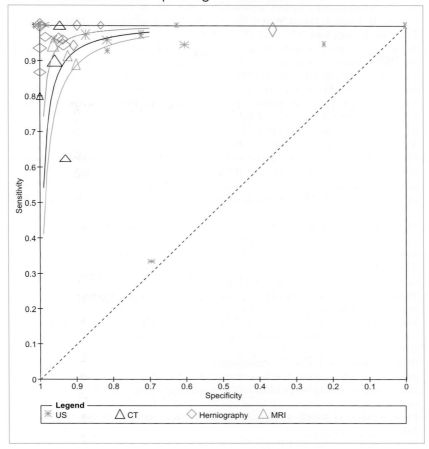

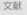 文献

1）Alabraba E, Psarelli E, Meakin K, et al. The role of ultrasound in the management of patients with occult groin hernias. Int J Surg. 2014 ; 12（9）: 918-22.

2）Alam A, Nice C, Uberoi R. The accuracy of ultrasound in the diagnosis of clinically occult groin hernias in adults. Eur Radiol. 2005 ; 15（12）: 2457-61.

3）Bradley M, Morgan D, Pentlow B, et al. The groin hernia - an ultrasound diagnosis? Ann R Coll Surg Engl. 2003 ; 85（3）: 178-80.

4）Depasquale R, Landes C, Doyle G. Audit of ultrasound and decision to operate in groin pain of unknown aetiology with ultrasound technique explained. Clin Radiol. 2009 ; 64（6）: 608-14.

5）Djuric-Stefanovic A, Saranovic D, Ivanovic A, et al. The accuracy of ultrasonography in classification of groin hernias according to the criteria of the unified classification system. Hernia. 2008 ; 12（4）: 395-400.

6）Korenkov M, Paul A, Troidl H. Color duplex sonography : diagnostic tool in the differentiation of inguinal hernias. J Ultrasound Med. 1999 ; 18（8）: 565-8.

7）Kraft BM, Kolb H, Kuckuk B, et al. Diagnosis and classification of inguinal hernias. Surg Endosc. 2003 ; 17（12）: 2021-4.

8）Lee RK, Griffith JF, Ng WH. High accuracy of ultrasound in diagnosing the presence and type of groin hernia. J Clin Ultrasound. 2015 ; 43（9）: 538-47.

9）Light D, Ratnasingham K, Banerjee A, et al. The role of ultrasound scan in the diagnosis of occult inguinal hernias. Int J Surg. 2011 ; 9（2）: 169-72.

10）Lilly MC, Arregui ME. Ultrasound of the inguinal floor for evaluation of hernias. Surg Endosc. 2002 ; 16（4）: 659-62.

11）Maisenbacher T, Kratzer W, Formentini A, et al. Value of Ultrasonography in the Diagnosis of Inguinal Hernia - A Retrospective Study. Ultraschall Med. 2018；39（6）：690-6.

12）Niebuhr H, König A, Pawlak M, et al. Groin hernia diagnostics：dynamic inguinal ultrasound（DIUS）. Langenbecks Arch Surg. 2017；402（7）：1039-45.

13）Robinson P, Hensor E, Lansdown MJ, et al. Inguinofemoral hernia：accuracy of sonography in patients with indeterminate clinical features. AJR Am J Roentgenol. 2006；187（5）：1168-78.

14）van den Berg JC, de Valois JC, Go PM, et al. Detection of groin hernia with physical examination, ultrasound, and MRI compared with laparoscopic findings. Invest Radiol. 1999；34（12）：739-43.

15）Vasileff WK, Nekhline M, Kolowich PA, et al. Inguinal Hernia in Athletes：Role of Dynamic Ultrasound. Sports Health. 2017；9（5）：414-21.

16）Zhang GQ, Sugiyama M, Hagi H, et al. Groin hernias in adults：value of color Doppler sonography in their classification. J Clin Ultrasound. 2001；29（8）：429-34.

17）Cherian PT, Parnell AP. The diagnosis and classification of inguinal and femoral hernia on multisection spiral CT. Clin Radiol. 2008；63（2）：184-92.

18）Garvey JF. Computed tomography scan diagnosis of occult groin hernia. Hernia. 2012；16（3）：307-14.

19）Markos V, Brown EF. CT herniography in the diagnosis of occult groin hernias. Clin Radiol. 2005；60（2）：251-6.

20）Miyaki A, Yamaguchi K, Kishibe S, et al. Diagnosis of inguinal hernia by prone- vs. supine-position computed tomography. Hernia. 2017；21（5）：705-13.

21）Brierly RD, Hale PC, Bishop NL. Is herniography an effective and safe investigation? J R Coll Surg Edinb. 1999；44（6）：374-7.

22）Garner JP, Patel S, Glaves J, et al. Is herniography useful? Hernia. 2006；10（1）：66-9.

23）Hachem MI, Saunders MP, Rix TE, et al. Herniography：a reliable investigation avoiding needless groin exploration--a retrospective study. Hernia. 2009；13（1）：57-60.

24）Hall C, Hall PN, Wingate JP, et al. Evaluation of herniography in the diagnosis of an occult abdominal wall hernia in symptomatic adults. Br J Surg. 1990；77（8）：902-6.

25）Hamlin JA, Kahn AM. Herniography：a review of 333 herniograms. Am Surg. 1998；64（10）：965-9.

26）Heise CP, Sproat IA, Starling JR. Peritoneography（herniography）for detecting occult inguinal hernia in patients with inguinodynia. Ann Surg. 2002；235（1）：140-4.

27）Hureibi KA, McLatchie GR, Kidambi AV. Is herniography useful and safe? Eur J Radiol. 2011；80（2）：e86-90.

28）Kesek P, Ekberg O, Westlin N. Herniographic findings in athletes with unclear groin pain. Acta Radiol. 2002；43（6）：603-8.

29）Magnusson J, Gustafson T, Gullstrand P, et al. Herniography--a useful diagnostic method in patients with obscure groin pain. Ann Chir Gynaecol. 1984；73（2）：91-4.

30）Magnusson J, Gustafson T, Gullstrand P, et al. Preoperative herniography in clinically manifest groin hernias. Ann Chir Gynaecol. 1985；74（4）：172-5.

31）Mäkelä JT, Kiviniemi H, Palm J, et al. The value of herniography in the diagnosis of unexplained groin pain. Ann Chir Gynaecol. 1996；85（4）：300-4.

32）Smedberg SG, Broomé AE, Elmér O, et al. Herniography in the diagnosis of obscure groin pain. Acta Chir Scand. 1985；151（8）：663-7.

33）Sutcliffe JR, Taylor OM, Ambrose NS, et al. The use, value and safety of herniography. Clin Radiol. 1999；54（7）：468-72.

34）Ward ST, Carter JV, Robertson CS. Herniography influences the management of patients with suspected occult herniae and patient factors can predict outcome. Hernia. 2011；15（5）：547-51.

35）Miller J, Cho J, Michael MJ, et al. Role of imaging in the diagnosis of occult hernias. JAMA Surg. 2014；149（10）：1077-80.

36）Miller J, Tregarthen A, Saouaf R, et al. Radiologic Reporting and Interpretation of Occult Inguinal Hernia. J Am Coll Surg. 2018；227：489-95.

成人–鼠径部ヘルニア分類

CQ 4-1　鼠径部ヘルニアにはどの分類の使用が推奨されるか？

A
answer

日本ヘルニア学会 2021 年版鼠径部ヘルニア分類（新 JHS 分類）（図 1）を用いることが推奨される。

推奨グレード	エビデンスレベル	検討方式
C1	Ⅳ	旧方式

解説

　鼠径部ヘルニアを分類する意義は，各病型の診断を正確にすることで，各病型の頻度が正確に把握できる。さらに疾患が細分化され整理されることで，治療適応を含めた治療方針の検討，各病型における，治療成績（術式，施設間）の比較検討が可能となることである[1-6]。鼠径部ヘルニアの分類は，多数の分類[7-9]が提唱されており，国際的に統一された分類はなかった。しかし，2018 年に International Guidelines[10] が発表され，European Hernia Society（EHS）分類[11]を用いることが推奨された。EHS 分類は 2007 年に，外科医が誰でも臨床応用できる，シンプルで覚えやすい分類を確立することを目指して作成された。多数の分類がレビューされ，ヘルニア門の位置と大きさに着目した Aachen 分類を基に考案された。これをさらに修整し，存在しないヘルニアも含めて，全ての鼠径部ヘルニアを評価し記載するものである。一方，本邦では 2006 年に初版[12,13]が発表された Japanese Hernia Society（JHS）分類[14] が広く普及している。ヘルニア嚢の到達部位が明記されること，何より Ⅱ 型の局所解剖を意識させることで，Ⅱ-1 型の見逃し再発，不十分な内側補強による再発を未然に防ぐという利点があった[15]。しかしながら，国際的に術式選択の基準や客観的な比較が困難であるという観点から，国際分類として使用できる EHS 分類に準拠した日本ヘルニア学会 2021 年版鼠径部ヘルニア分類（新 JHS 分類）[16] が作成された。EHS との違いは，評価していないヘルニア，および評価したが存在しないヘルニアの記載は要求しないことである。元々，International Guidelines での EHS 分類の推奨は weak であり，国際的な動向をみながら，変更していく必要がある。2021 年 4 月から，NCD へ International Guidelines に沿った本邦のデータ入力が開始され，ビッグデータの集計が開始される[17]。今後，本邦から世界に向けた研究成果，治療成績等がより多く発信されることに期待したい。

図1 日本ヘルニア学会2021年版鼠径部ヘルニア分類（新JHS分類）[16, 17]

2021年版
鼠径部ヘルニア分類（新JHS分類）

原則
- 術中所見によって、ヘルニア門の位置と大きさに基づいて分類する。
- ヘルニア門の大きさは成人の1横指＝1.5cmとして測定する。
- 鼠径部アプローチと腹腔鏡下アプローチのいずれにも適用する。
- L＝lateral, M＝medial, F＝femoralとする。

L型ヘルニア
下腹壁動静脈の外側で内鼠径輪から脱出するヘルニア

M型ヘルニア
下腹壁動静脈の内側で鼠径管後壁から脱出するヘルニア

F型ヘルニア
大腿輪から脱出するヘルニア

L1型

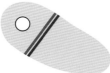

M1型

F1型

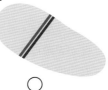

※ ヘルニア門 ≦ 1.5cm（ヘルニア門は第2指先端で1横指以下）

L2型

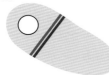

M2型

F2型

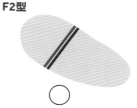

※ 1.5cm＜ ヘルニア門＜3cm（ヘルニア門は1横指より大きく、2横指未満）

L3型

M3型

F3型

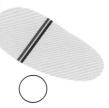

※ 3cm≦ ヘルニア門（ヘルニア門は2横指以上）

併存型
L型、M型、F型のうち、2つ以上が併存したヘルニア
併存するヘルニアをL1-3型、M1-3型、F1-3型の中から選択
（標記の順序は不問）

特殊型
L型、M型、F型に属さない
鼠径部に発生する特殊なヘルニア

再発：再発は初発鼠径部ヘルニア分類に従う。初めにR（再発回数によってR1、R2…）と記載する。

内膀胱上（窩）ヘルニア、スピゲリアンヘルニア、閉鎖孔ヘルニア、スポーツヘルニアは鼠径部ヘルニア分類に含まない。

文献

1) 柵瀬信太郎.【ヘルニア―最新の治療】鼠径ヘルニアの分類と術式選択. 臨床外科. 2002；57（8）：1043-50.
2) 柵瀬信太郎.【最新の鼠径ヘルニアの手術法　再発・合併症を少なくするために】鼠径部ヘルニア分類と局所解剖. 消化器外科. 2009；32（3）：279-92.
3) 嶋田元, 松原猛人, 柵瀬信太郎.【腹部ヘルニア手術のすべて】総論　鼠径部ヘルニアの分類とガイドライン. 手術. 2018；72（7）：939-48.
4) 渡部和巨.【鼠径ヘルニアの治療】ヘルニアの分類と手術理論. 手術. 2008；62（12）：1635-40.
5) 漆原貴, 黒田義則.【最新のヘルニア治療】Nyhus分類からみた術式の選択. 外科. 2001；63（8）：956-63.
6) 蜂須賀丈博. 日常診療の指針　鼠径部ヘルニア分類におけるメッシュプラグ法の術式選択. 外科治療. 2008；98（2）：194-6.
7) Nyhus LM, Klein MS, Rogers FB, et al. Inguinal hernia repairs. Types, patient care. AORN J. 1990；52（2）：292-304.
8) Renzulli P, Frei E, Schäfer M, et al. Preoperative Nyhus classification of inguinal hernias and type-related individual hernia repair. A case for diagnostic laparoscopy. Surg Laparosc Endosc. 1997；7（5）：373-7.
9) Rutkow IM, Robbins AW. Classification systems and groin hernias. Surg Clin North Am. 1998；78（6）：1117-27, viii.
10) HerniaSurge Group. International guidelines for groin hernia management. Hernia. 2018；22（1）：1-165.
11) Corcione F. Comment on：the European Hernia Society Groin Hernia classification：simple and easy to remember（2007）Hernia 11：113-116. Hernia. 2007；11（5）：467.
12) 冲永功太.【Letters to the Editor】日本ヘルニア研究会による鼠径部ヘルニアの新分類. 日臨外会誌. 2006；67（7）：1721-2.
13) 冲永功太. 日本ヘルニア研究会による鼠径部ヘルニアの新分類. 日外科系連会誌. 2006；31（4）：762-3.
14) 稲葉毅. 鼠径部ヘルニアの分類―日本ヘルニア学会の分類作成―. 帝京医誌. 2011；34（5）：369-74.
15) 太田智之, 加納宣康, 草薙洋, 他. 日本ヘルニア学会新分類に基づいた鼠径部ヘルニア自験例366症例の検討. 日外科系連会誌. 2013；38（1）：21-6.
16) 日本ヘルニア学会.「2021年版鼠径部ヘルニア分類（新JHS分類）」運用のお願い：https://jhs.gr.jp/classification2.html
17) 宮崎恭介, 嶋田元, 山本博之, 他. National Clinical Databaseにおける鼠径部ヘルニア手術～Annual Report 2021～. 日ヘルニア学誌. in press.

成人-適応-症候性・無症候性鼠径ヘルニア における治療オプション

CQ 5-1 無症候性の成人鼠径ヘルニア患者に手術は経過観察と比較して推奨されるか？

answer 無症候性の成人鼠径ヘルニア患者は，手術の絶対的な優位性を証明することはできず，十分な説明のうえでの手術および経過観察の双方が許容される。

推奨の方向	エビデンスの確実性
双方を条件付きで推奨する	低 ⊕⊕⊖⊖

解説　成人鼠径ヘルニアは自然治癒しないため，根治のためには手術が必要である。一方，無症候性またはわずかな症候のみを伴う鼠径ヘルニアに対する治療方針は統一された見解はなく，臨床の現場でも何となく経過観察されている症例も多いと思われる。良性疾患であるがゆえに，不要な手術はできる限り回避すべきなことは自明の理であるが，経過観察と手術ではどちらが患者にもたらすメリットは大きいのかエビデンスレベルの高い報告は少ない。手術を回避しても本当にデメリットは少ないのかを科学的に検証してみることは重要である。

　成人無症候性鼠径ヘルニアに対する手術と経過観察について 25 編の RCT が検索されたが，評価に使用できたのは 2 編のみ[1,2]であった。なお，経過観察群のうち手術を施行されたのは 262 症例中 99（内 5 例が嵌頓，1 例が腸切除を要する絞扼性ヘルニア）症例（37.8％ 3 年経過時，de Goede）[1]，23 症例/77 症例（29.9％，574 日経過時，O'Dwyer）[2]であった。

　死亡率，再発率，嵌頓率，慢性疼痛，臓器損傷率，患者満足度，手術移行率（cross over），緊急手術率，急性疼痛，精巣痛，血管損傷率，精管損傷率，性交痛，職場復帰または日常生活復帰期間，費用，手術部位感染率，性機能障害，入院期間，術後血腫，手術時間，術後漿液腫をアウトカムと設定，2 編の論文が使用できた死亡率に関してはメタアナリシスを施行し，その他の項目に関しては de Goede の論文 1 編のみの検討となった。死亡率は，手術群 3.8％（12/313 例），経過観察群 3.5％（12/340 例），経過観察群に対する手術群の OR は 1.07［0.47, 2.43］であり，両群間に有意な差は認めず，また相対リスクも高くない。したがって，積極的に手術療法を勧める根拠とはならない。一方，手術に起因する慢性疼痛の発生頻度は，術後 2 年時点で手術群 10.7％（25/234 例），経過観察（手術せざるを得なくなった）群 26.3％（69/262 例）で手術群の OR = 0.33［0.20, 0.55］と有意に少なく，その改善頻度は高い。また，重要なアウトカムと判断した血管損傷率や局所（創部）感染に関しても，血管損傷率は手術群 1.3％（3/226 例），経過観察群 3.0％（3/99 例），手術群の OR = 0.29［0.05, 1.74］，創感染は手術群 1.8％（4/226 例），経過観察群 1.0％（1/99 例），手術群の OR =

1.77 ［0.19, 16.00］である。この結果より，合併症の頻度のみでどちらかの方針を積極的に採用する蓋然性があるとは考えにくい。しかし本検討においては，評価に使用できた論文が少なかった点（死亡率：2編，その他の項目：1編）が問題である。軽微な症状や術後合併症をどの程度重要視するかは個人的な価値観の相違が多く，手術療法を選択するかどうかは医師も患者もばらつきが多いと考えられる。また，経過観察群では数年以内に3割以上の症例で結局手術が施行されている。統計学的検討から結論を導き出すには，研究数も症例数も不足している。現時点では，患者と十分に話し合いを行い，説明を行ったうえで，無症状またはごく軽微な症状を有する成人鼠径ヘルニア患者に対しては経過観察とすることも許容される。

International Guidelines[3]においても，「緊急手術の合併症は待機手術より増えるものの，無症候または症状のほとんどない鼠径ヘルニア患者に関しては，個々の患者の健康状態，生活様式や社会因子が治療方針に影響するため，十分に説明を行い患者本人との相談のうえで手術するかどうかを決める必要がある。」と記載されており，今回の検討とほぼ同じ内容となっている。

図　死亡率

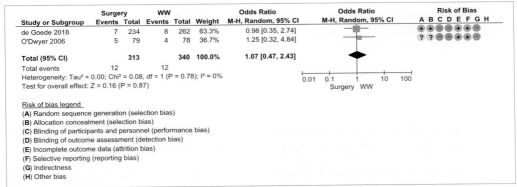

図　慢性疼痛

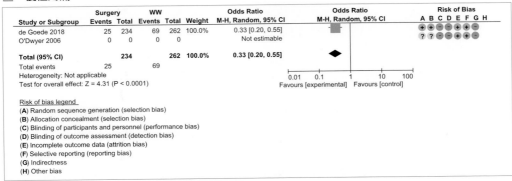

図　血管損傷率

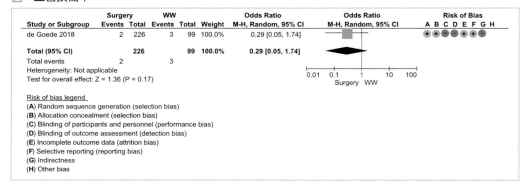

図　創感染

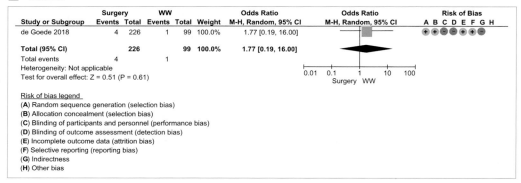

1) de Goede B, Wijsmuller AR, van Ramshorst GH, et al. Watchful Waiting Versus Surgery of Mildly Symptomatic or Asymptomatic Inguinal Hernia in Men Aged 50 Years and Older：A Randomized Controlled Trial. Ann Surg. 2018；267（1）：42-9.

2) O'Dwyer PJ, Norrie J, Alani A, et al. Observation or operation for patients with an asymptomatic inguinal hernia：a randomized clinical trial. Ann Surg. 2006；244（2）：167-73.

3) HerniaSurge Group. International guidelines for groin hernia management. Hernia. 2018；22（1）：1-165.

成人−適応−症候性・無症候性大腿ヘルニア における治療オプション

CQ 6-1	無症候性大腿ヘルニアに対し手術は経過観察と比較して推奨されるか？

検討方式	コラム

解説　　鼠径部ヘルニア診療ガイドライン 2015 では，全ての成人大腿ヘルニアは手術が推奨されると記載されている。その理由は，嵌頓の場合，生命の危険がある絞扼を伴うことが多いので，緊急手術の適応となること。また，嵌頓以外の症例でも，大腿ヘルニアは鼠径ヘルニアと比べて嵌頓に移行するリスクが高く，待機的な手術を行うことが望ましいからである[1]。

　　また，2018 年に発表された鼠径部ヘルニアの国際ガイドラインでは，無症候性大腿ヘルニアに関して，経過観察と比べて，手術を強く推奨するとしている[2]。

　　以上のように，これまでのガイドラインでは手術が推奨されてはいるが，エビデンスレベルの高い比較試験によるものではなく，経過観察，手術のいずれかを推奨できる科学的根拠には乏しいのが現状である。しかしながら，経過観察によって非常に重篤な合併症を引き起こす可能性が高いため[3-6]，実臨床では手術を行うことが多い。

文献
1) 日本ヘルニア学会ガイドライン委員会 編：鼠径部ヘルニア診療ガイドライン 2015, p. 22, 金原出版，東京，2015.
2) HerniaSurge Group. International guidelines for groin hernia management. Hernia. 2018；22（1）：1-165.
3) McIntosh A, Hutchinson A, Roberts A, et al. Evidence-based management of groin hernia in primary care—a systematic review. Fam Pract. 2000；17（5）：442-7.
4) Dahlstrand U, Sandblom G, Nordin P, et al. Chronic pain after femoral hernia repair：a cross-sec- tional study. Ann Surg. 2011；254（6）：1017-21.
5) Chan G, Chan CK. Long-term results of a prospective study of 225 femoral hernia repairs：indications for tissue and mesh repair. J Am Coll Surg. 2008；207（3）：360-7.
6) Hernandez-Irizarry R, Zendejas B, Ramirez T, et al. Trends in emergent inguinal hernia surgery in Olmsted County, MN：a population-based study. Hernia. 2012；16（4）：397-403.

成人-鼠径ヘルニアの外科治療

CQ 7-1 術前診断が初発片側男性鼠径ヘルニアの手術治療では鼠径部切開メッシュ法と腹腔鏡手術のどちらが推奨されるか？

answer
腹腔鏡手術を十分習熟した外科医が実施する場合には初発片側男性鼠径ヘルニアに対し腹腔鏡手術は推奨される。全身麻酔が実施できない，開腹手術の影響で強固な癒着がある，など腹腔鏡に適さない患者に対し鼠径部切開メッシュ法が推奨される。

推奨の方向	エビデンスの確実性
双方を条件付きで推奨する	中 ⊕⊕⊕⊖

解説

　重大なアウトカムを死亡率，再発率，慢性疼痛，臓器損傷率，患者満足度，手術部位感染率，急性疼痛，血管損傷率，重要なアウトカムを術後漿液腫・血腫，尿閉，精巣痛，性機能障害，対側病変治療率，職場復帰または日常生活復帰期間，術式変更率（conversion rate），手術時間，入院期間として検討を行った。

　19のランダム化比較試験[1-19]の統合結果から複数のランダム化比較試験結果から検討が可能であったアウトカムは再発率，慢性疼痛，臓器損傷率，手術部位感染率，急性疼痛，血管損傷率，術後漿液腫・血腫，尿閉，精巣痛，職場復帰または日常生活復帰期間，術式変更率（conversion rate），手術時間，入院期間であった。

　鼠径部切開メッシュ法と腹腔鏡手術の間で，再発率，臓器損傷率，尿閉に有意な差は認められなかった。

　腹腔鏡手術は鼠径部切開メッシュ法と比較し，血管損傷率（RR=1.94, 95%CI=1.08-3.48），精巣痛（RR=2.81, 95%CI=1.15-6.87），術式変更率（RR=7.96, 95%CI=1.41-44.81）が有意に高く，手術部位感染（RR=0.33, 95%CI=0.17-0.66），急性疼痛（RR=0.69, 95%CI=0.50-0.95），慢性疼痛（RR=0.56, 95%CI=0.43-0.74）が有意に少なく，手術時間（平均10.91分, 95%CI=6.43-28.24）は有意に長く，職場復帰または日常生活復帰期間（平均-3.58日, 95%CI= -5.73--1.43，入院期間（平均 -0.66日, 95%CI=-2.03--0.71）が有意に短かった。

　急性疼痛，慢性疼痛，手術部位感染，早期社会復帰を重視した場合，腹腔鏡手術が有意に優れているが，血管損傷，精巣痛，術式変更率や手術時間の観点に立てば鼠径部切開メッシュ法が有意に優れている。

　術式変更率や血管・臓器損傷の観点から腹腔鏡手術を十分習熟した外科医が実施する場合には初発片側男性鼠径ヘルニアに対し腹腔鏡手術は推奨される。全身麻酔が実施できない，開腹手術の影響で強固な癒着がある患者など腹腔鏡手術は推奨されず，患者の状態と外科医の術式への習熟度を考慮した適切な術式を提供することが望ましい。

表　Summary of findings

アウトカム	症例数 (研究)	エビデンスの 確実性	相対効果 (95% CI)	予想される絶対効果	
				リスク 鼠径部切開 メッシュ法 (Lichtenstein, Plug, Kugel, Bilayer, TIPP)	リスク差 腹腔鏡手術 (TAPP, TEP)
再発率	20,263 (12 RCT)	⊕⊕⊕⊕ 高	RR 1.39 (0.86〜2.23)	9 per 1,000	+3 per 1,000 (−1〜11)
慢性疼痛	1,070 (6 RCT)	⊕⊕⊕⊕ 高	RR 0.56 (0.43〜0.74)	226 per 1,000	−100 per 1,000 (−129〜−59)
臓器損傷率	17,820 (3 RCT)	⊕⊕⊕⊕ 高	RR 1.18 (0.45〜3.11)	1 per 1,000	0 per 1,000 (0〜2)
手術部位感染率	18,388 (8 RCT)	⊕⊕⊕⊕ 高	RR 0.33 (0.17〜0.66)	4 per 1,000	−3 per 1,000 (−4〜−1)
急性疼痛	18,405 (6 RCT)	⊕⊕⊕⊖ 中[a]	RR 0.69 (0.50〜0.95)	37 per 1,000	−11 per 1,000 (−18〜−2)
血管損傷率	18,882 (3 RCT)	⊕⊕⊕⊖ 中[a]	RR 1.94 (1.08〜3.48)	2 per 1,000	+2 per 1,000 (0〜4)
術後漿液腫・血腫	18,715 (10 RCT)	⊕⊕⊕⊖ 中[a]	RR 0.70 (0.35〜1.38)	15 per 1,000	−5 per 1,000 (−10〜6)
尿閉	2,246 (8 RCT)	⊕⊕⊕⊕ 高	RR 1.00 (0.53〜1.88)	58 per 1,000	0 per 1,000 (−27〜51)
精巣痛	1,257 (2 RCT)	⊕⊕⊕⊖ 中[b,c]	RR 2.81 (1.15〜6.87)	9 per 1,000	+17 per 1,000 (1〜55)
職場復帰または 日常生活復帰期間	468 (5 RCT)	⊕⊖⊖⊖ 非常に低[d,e]	—	職場復帰または 日常生活復帰期 間を 0 とした場 合	MD −3.58 (−5.73〜−1.43)
術式変更率 (conversion rate)	1,799 (3 RCT)	⊕⊕⊕⊖ 中[c]	RR 7.96 (1.41〜44.81)	0 per 1,000	0 per 1,000 (0〜0)
手術時間	544 (5 RCT)	⊕⊖⊖⊖ 非常に低[d,e]	—	手術時間を 0 と した場合	MD 10.91 (6.43〜28.24)
入院期間	237 (2 RCT)	⊕⊖⊖⊖ 非常に低[d,e]	—	入院期間を 0 と した場合	MD −0.66 (−2.03〜−0.71)

CI：信頼区間，RR：リスク比，MD：平均差
a. I2 が40〜70％
b. 95％ CI が1.25 をまたぐ
c. 症例数，イベント数とも少ない
d. I2 が70〜100％
e. 症例数が少ない

1) Pedroso LM, DE-Melo RM, DA-Silva NJ Jr. COMPARATIVE STUDY OF POSTOPERATIVE PAIN BETWEEN THE LICHTENSTEIN AND LAPAROSCOPY SURGICAL TECHNIQUES FOR THE TREATMENT OF UNILATERAL PRIMARY INGUINAL HERNIA. Arq Bras Cir Dig. 2017；30（3）：173-6.

2) Kumar A, Agrahari A, Pahwa HS, et al. A Prospective Nonrandomized Study of Comparison of Perioperative and Quality of Life Outcomes of Endoscopic Versus Open Inguinal Hernia Repair：Data from a Developing Country. J Laparoendosc Adv Surg Tech A. 2017；27（3）：264-7.

3) Westin L, Wollert S, Ljungdahl M, et al. Less Pain 1 Year After Total Extra-peritoneal Repair Compared With Lichtenstein Using Local Anesthesia：Data From a Randomized Controlled Clinical Trial. Ann Surg. 2016；263（2）：240-3.

4) Köckerling F, Stechemesser B, Hukauf M, et al. TEP versus Lichtenstein：Which technique is better for the repair of primary unilateral inguinal hernias in men? Surg Endosc. 2016；30（8）：3304-13.

5) Gürbulak EK, Gürbulak B, Akgün İE, et al. Effects of totally extraperitoneal（TEP）and Lichtenstein hernia repair on testicular blood flow and volume. Surgery. 2015；158（5）：1297-303.

6) Dhankhar DS, Sharma N, Mishra T, et al. Totally extraperitoneal repair under general anesthesia versus Lichtenstein repair under local anesthesia for unilateral inguinal hernia：a prospective randomized controlled trial. Surg Endosc. 2014；28（3）：996-1002.

7) Aigner F, Augustin F, Kaufmann C, et al. Prospective, randomized-controlled trial comparing postoperative pain after plug and patch open repair with totally extraperitoneal inguinal hernia repair. Hernia. 2014；18（2）：237-42.

8) Dahlstrand U, Sandblom G, Ljungdahl M, et al. TEP under general anesthesia is superior to Lichtenstein under local anesthesia in terms of pain 6 weeks after surgery：results from a randomized clinical trial. Surg Endosc. 2013；27（10）：3632-8.

9) Gong K, Zhang N, Lu Y, et al. Comparison of the open tension-free mesh-plug, transabdominal preperitoneal（TAPP）, and totally extraperitoneal（TEP）laparoscopic techniques for primary unilateral inguinal hernia repair：a prospective randomized controlled trial. Surg Endosc. 2011；25（1）：234-9.

10) Hamza Y, Gabr E, Hammadi H, et al. Four-arm randomized trial comparing laparoscopic and open hernia repairs. Int J Surg. 2010；8（1）：25-8.

11) Eklund AS, Montgomery AK, Rasmussen IC, et al. Low recurrence rate after laparoscopic（TEP）and open（Lichtenstein）inguinal hernia repair：a randomized, multicenter trial with 5-year follow-up. Ann Surg. 2009；249（1）：33-8.

12) Pokorny H, Klingler A, Schmid T, et al. Recurrence and complications after laparoscopic versus open inguinal hernia repair：results of a prospective randomized multicenter trial. Hernia. 2008；12（4）：385-9.

13) Lau H, Patil NG, Yuen WK. Day-case endoscopic totally extraperitoneal inguinal hernioplasty versus open Lichtenstein hernioplasty for unilateral primary inguinal hernia in males：a randomized trial. Surg Endosc. 2006；20（1）：76-81.

14) Eklund A, Rudberg C, Smedberg S, et al. Short-term results of a randomized clinical trial comparing Lichtenstein open repair with totally extraperitoneal laparoscopic inguinal hernia repair. Br J Surg. 2006；93（9）：1060-8.

15) Köninger J, Redecke J, Butters M. Chronic pain after hernia repair：a randomized trial comparing Shouldice, Lichtenstein and TAPP. Langenbecks Arch Surg. 2004；389（5）：361-5.

16) Gokalp A, Inal M, Maralcan G, et al. A prospective randomized study of Lichtenstein open tension-free versus laparoscopic totally extraperitoneal techniques for inguinal hernia repair. Acta Chir Belg. 2003；103（5）：502-6.

17) Juul P, Christensen K. Randomized clinical trial of laparoscopic versus open inguinal hernia repair. Br J Surg. 1999；86（3）：316-9.

18) Heikkinen TJ, Haukipuro K, Koivukangas P, et al. A prospective randomized outcome and cost comparison of totally extraperitoneal endoscopic hernioplasty versus Lichtenstein hernia operation among employed patients. Surg Laparosc Endosc. 1998；8（5）：338-44.

19) Lawrence K, McWhinnie D, Goodwin A, et al. Randomised controlled trial of laparoscopic versus open repair of inguinal hernia：early results. BMJ. 1995；311（7011）：981-5.

初発片側男性鼠径ヘルニアに対し，Lichtenstein法と比較して他の鼠径部切開メッシュ法は推奨されるか？

answer

Lichtenstein法とその他の鼠径部切開メッシュ法において臨床アウトカムに大きな差は認められず，執刀医が習熟した鼠径部切開メッシュ法を実施することが望ましい。

推奨の方向	エビデンスの確実性
双方を条件付きで推奨する	中 ⊕⊕⊕⊖

解説

重大なアウトカムを死亡率，再発率，慢性疼痛，臓器損傷率，患者満足度，手術部位感染率，急性疼痛，血管損傷率，重要なアウトカムを術後漿液腫・血腫，尿閉，精巣痛，性機能障害，職場復帰または日常生活復帰期間，術式変更率（conversion rate），手術時間，入院期間として検討を行った。

15のランダム化比較試験[1-15]の検討を実施し複数の研究から検討可能となったアウトカムは，再発率，慢性疼痛，手術部位感染率，術後漿液腫・血腫，尿閉，職場復帰または日常生活復帰期間，手術時間，入院期間であった。

重大なアウトカムである再発率，慢性疼痛，手術部位感染率にいずれも有意な差は認められず，重要なアウトカムである術後漿液腫・血腫，尿閉，職場復帰または日常生活復帰期間，手術時間，入院期間にいずれも有意な差は認められなかった。

以上からLichtenstein法と他の鼠径部切開メッシュ法の検討においていずれかを推奨する術式とすることは困難であり，執刀医が習熟した鼠径部切開メッシュ法を実施することが望ましい。

表 Summary of findings

アウトカム	症例数（研究）	エビデンスの確実性	相対効果（95% CI）	予想される絶対効果	
				リスク 他の鼠径部切開メッシュ法	リスク差 Lichtenstein法
再発率	1,904 (8 RCT)	⊕⊕⊕⊖ 中[a]	RR 1.19 (0.57〜2.49)	15 per 1,000	+3 per 1,000 (−7〜23)
慢性疼痛	1,570 (7 RCT)	⊕⊕⊖⊖ 低[a,b]	RR 1.01 (0.61〜1.67)	86 per 1,000	+1 per 1,000 (−33〜57)
手術部位感染率	1,570 (7 RCT)	⊕⊕⊕⊖ 中[a]	RR 0.81 (0.36〜1.84)	21 per 1,000	+1 per 1,000 (−33〜57)
術後漿液腫・血腫	1,339 (7 RCT)	⊕⊕⊕⊖ 中[a]	RR 0.75 (0.45〜1.25)	52 per 1,000	−13 per 1,000 (−28〜13)
尿閉	660 (3 RCT)	⊕⊕⊕⊖ 中[a]	RR 1.19 (0.58〜2.44)	40 per 1,000	+8 per 1,000 (−17〜57)
職場復帰または日常生活復帰期間	601 (3 RCT)	⊕⊕⊖⊖ 低[c]	—	平均職場復帰または日常生活復帰期間を0とした場合	MD −0.42 (−1.96〜−1.13)

手術時間	705 (4 RCT)	⊕⊕⊖⊖ 低[c]	—	平均手術時間を 0とした場合	MD −1.26 (−4.99〜+2.48)
入院期間	705 (4 RCT)	⊕⊕⊖⊖ 中[d]	—	平均入院期間を 0とした場合	MD −0.14 (−0.33〜0.05)

CI：信頼区間，RR：リスク比，MD：平均差
a. RRの95% CIがRRR or RRI > 25%である
b. I2が40〜70%
c. I2が70〜100%
d. I2が判定できない

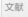

1) Kingsnorth AN, Hyland ME, Porter CA, et al. Prospective double-blind randomized study comparing Perfix® plug-and-patch with Lichtenstein patch in inguinal hernia repair：one year quality of life results. Hernia. 2000；4（4）：255-8.

2) Bringman S, Ramel S, Heikkinen TJ, et al. Tension-free inguinal hernia repair：TEP versus mesh-plug versus Lichtenstein：a prospective randomized controlled trial. Ann Surg. 2003；237（1）：142-7.

3) Muldoon RL, Marchant K, Johnson DD, et al. Lichtenstein vs anterior preperitoneal prosthetic mesh placement in open inguinal hernia repair：a prospective, randomized trial. Hernia. 2004；8（2）：98-103.

4) Nienhuijs S, Staal E, Keemers-Gels M, et al. Pain after open preperitoneal repair versus Lichtenstein repair：a randomized trial. World J Surg. 2007；31（9）：1751-7.

5) Dalenbäck J, Andersson C, Anesten B, et al. Prolene Hernia System, Lichtenstein mesh and plug-and-patch for primary inguinal hernia repair：3-year outcome of a prospective randomised controlled trial. The BOOP study：bi-layer and connector, on-lay, and on-lay with plug for inguinal hernia repair. Hernia. 2009；13（2）：121-9；discussion 231.

6) Sanders DL, Samarakoon DH, Ganshirt SW, et al. A two-centre blinded randomised control study comparing the Lichtenstein patch, Perfix plug and ProLoop plug in the repair of primary inguinal hernia. Hernia. 2009；13（5）：499-503.

7) Sucullu I, Filiz AI, Sen B, et al. The effects of inguinal hernia repair on testicular function in young adults：a prospective randomized study. Hernia. 2010；14（2）：165-9.

8) Koning GG, Keus F, Koeslag L, et al. Randomized clinical trial of chronic pain after the transinguinal preperitoneal technique compared with Lichtenstein's method for inguinal hernia repair. Br J Surg. 2012；99（10）：1365-73.

9) Magnusson J, Nygren J, Thorell A. Lichtenstein, prolene hernia system, and UltraPro Hernia System for primary inguinal hernia repair：one-year outcome of a prospective randomized controlled trial. Hernia. 2012；16（3）：277-85.

10) Ebrahimian R, Amini H, Akbari F, et al. A comparison between complications of surgical repair of indirect inguinal hernia by lichtenstein and read-rives procedure. Biosci Biotechnol Res Asia. 2014；11（3）：1211-9.

11) Karateke F, Ozyazici S, Menekse E, et al. ULTRAPRO Hernia System versus lichtenstein repair in treatment of primary inguinal hernias：a prospective randomized controlled study. Int Surg. 2014；99（4）：391-7.

12) Arslan K, Erenoglu B, Turan E, et al. Minimally invasive preperitoneal single-layer mesh repair versus standard Lichtenstein hernia repair for inguinal hernia：a prospective randomized trial. Hernia. 2015；19（3）：373-81.

13) Magnusson J, Nygren J, Gustafsson UO, et al. UltraPro Hernia System, Prolene Hernia System and Lichtenstein for primary inguinal hernia repair：3-year outcomes of a prospective randomized controlled trial. Hernia. 2016；20（5）：641-8.

14) Andresen K, Burcharth J, Fonnes S, et al. Sexual dysfunction after inguinal hernia repair with the Onstep versus Lichtenstein technique：A randomized clinical trial. Surgery. 2017；161（6）：1690-5.

15) Andresen K, Burcharth J, Fonnes S, et al. Chronic pain after inguinal hernia repair with the ONSTEP versus the Lichtenstein technique, results of a double-blinded multicenter randomized clinical trial. Langenbecks Arch Surg. 2017；402（2）：213-8.

術前診断が初発両側男性鼠径ヘルニアの手術治療では鼠径部切開メッシュ法と腹腔鏡手術のどちらが推奨されるか？

検討方式	コラム

解説

　重大なアウトカムを死亡率，再発率，慢性疼痛，臓器損傷率，患者満足度，手術部位感染率，急性疼痛，血管損傷率，術後漿液腫・血腫，尿閉，睾丸痛，性機能障害，重要なアウトカムを職場復帰または日常生活復帰期間，術式変更率（conversion rate），手術時間，入院期間として文献検索を実施した。該当するランダム化比較試験はなかった。

　2009年のEHSガイドライン[1]では，両側初発鼠径ヘルニア修復術には，両側のLichtenstein法または内視鏡的アプローチが推奨されている。また両側Lichtenstein法よりも腹腔鏡手術の方が手術時間の差が少なくなり早期社会復帰が期待されること[2]から，特に両側鼠径ヘルニアを持つ現役労働者には腹腔鏡手術が望ましいとされている。

　2013年のEAESガイドライン[3]では，特に両側鼠径部ヘルニアにおいては，腹腔鏡手術が優れたアプローチであると述べている。

　2018年の国際ガイドライン[4]では，両側鼠径ヘルニアにおける新たなエビデンスはなくEHS 2009ガイドラインを支持するとしながらも，両側初発鼠径部ヘルニア修復では，特定の専門知識と十分なリソースを持った外科医がいれば，腹腔鏡下手術が推奨されるとしている。

　全身麻酔が困難な症例や，片側が有症状かつ大きな膨隆を伴い，もう片側はほとんど症状がない両側初発鼠径ヘルニア，ロボット支援下前立腺全摘術後の両側初発鼠径ヘルニア，片側が急性嵌頓となった両側鼠径ヘルニアなど日常診療では様々なタイプの両側鼠径ヘルニアが存在する。個々の症例に応じて適切な治療を選択することが望ましい。

文献

1) Simons MP, Aufenacker T, Bay-Nielsen M, et al. European Hernia Society guidelines on the treatment of inguinal hernia in adult patients. Hernia. 2009；13（4）：343-403.
2) Mccormack K, Wake B, Perez J, et al. Laparoscopic surgery for inguinal hernia repair：systematic review of effectiveness and economic evaluation. Health Technol Assess. 2005；9（14）：1-203.
3) Poelman, MM, van den Heuvel B, Deelder JD, et al. EAES Consensus Development Conference on endoscopic repair of groin hernias. Surg Endosc. 2013；27（10）：3505-19.
4) HerniaSurge Group. International guidelines for groin hernia management. Hernia. 2018；22（1）：1-165.

成人-大腿ヘルニアの外科治療

CQ 8-1	成人大腿ヘルニアに対し腹腔鏡手術は他の術式に比べ推奨されるか？

answer	成人大腿ヘルニアに対する腹腔鏡手術は，他の術式と比較し，治療成績に明らかな差を認めない。どちらの方法が推奨されるかの結論は導けない。

推奨の方向	エビデンスの確実性
なし	非常に低 ⊕⊖⊖⊖

解説 　大腿ヘルニアは，鼠径部ヘルニアに占める割合が2〜8 %[1,2]と低いため，腹腔鏡手術とその他の手術方法を比べたRCTの論文は認められない。Registryを使用したCoxらの前向き試験の報告（腹腔鏡手術32例 vs 鼠径部切開法41例）によると，周術期合併症は出血，漿液腫，浅部・深部SSI，尿路合併症，再手術で差は認めず，また慢性疼痛，メッシュの異物感，運動制限でも両群間に差は認められなかった。入院期間とfollow up期間において腹腔鏡下手術が優れていた。再発例は腹腔鏡群の1例（3.1 %）に認められた[3]。また，後ろ向き観察研究であるが，ChenらのTAPP法26例とUHS法15例を比べた報告では，漿液腫はTAPP法（15.4 % vs 0）に多く，術後疼痛（3.8 vs 26.7 %），異物感（11.5 vs 40 %）はUHS法に多い結果であった[4]。術式が限定されており，研究デザインおよびn数からも，結論に至ることはできない。欧州ヘルニア学会のガイドライン[5]では，女性の鼠径部ヘルニア再手術の約40 %が大腿ヘルニアであり，これらが最初の手術時に見落とされたヘルニアである可能性があること，また大腿ヘルニア術後同側鼠径部再手術は，腹腔鏡手術の方が少ないとされていることから，併存するヘルニアの診断を踏まえて腹腔鏡下手術を推奨している[6-8]。大腿ヘルニアに対する手術成績が明らかに優れているとしたエビデンスはないが，診断を兼ねた大腿ヘルニアに対する腹腔鏡下手術は，習熟すべき術式である。

文献
1) Glassow F. Femoral hernia. Review of 2,105 repairs in a 17 year period. Am J Surg. 1985；150（3）：353-6.
2) Waddington RT. Femoral hernia：a recent appraisal. Br J Surg. 1971；58（12）：920-2.
3) Cox TC, Huntington CR, Blair LJ, et al. Quality of life and outcomes for femoral hernia repair：does laparoscopy have an advantage? Hernia. 2017；21（1）：79-88.
4) Chen D, Su N, Wang W, et al. Laparoscopic transabdominal preperitoneal technique versus open surgery with the ULTRAPRO Hernia System for the repair of female primary femoral hernias-an observational retrospective study. Medicine（Baltimore）. 2018；97（49）：e13575.
5) HerniaSurge Group. International guidelines for groin hernia management. Hernia. 2018；22（1）：1-165.
6) Andresen K, Bisgaard T, Kehlet H, et al. Reoperation rates for laparoscopic vs open repair of femoral hernias in Denmark：a nationwide analysis. JAMA Surg. 2014；149（8）：853-7.

7) Burcharth J, Andresen K, Pommergaard HC, et al. Direct inguinal hernias and anterior surgical approach are risk factors for female inguinal hernia recurrences. Langenbecks Arch Surg. 2014 ; 399（1）: 71-6.
8) Bay-Nielsen M, Kehlet H, Strand L, et al. Quality assessment of 26,304 herniorrhaphies in Denmark : a prospective nationwide study. Lancet. 2001 ; 358（9288）: 1124-8.

成人-治療オプションの個別性

CQ 9-1	80歳以上の鼠径部ヘルニアに対し鼠径部切開メッシュ法と腹腔鏡下鼠径ヘルニア修復術はどちらが推奨されるか？

answer
80歳以上の鼠径部ヘルニアに対し鼠径部切開メッシュ法と腹腔鏡下鼠径ヘルニア修復術はどちらを選択しても差し支えない。

推奨の方向	エビデンスの確実性
双方を条件付きで推奨	非常に低 ⊕⊖⊖⊖

解説

　鼠径ヘルニア術後愁訴に関する腹腔鏡下手術の優位性に関してはすでに多数の報告があるが，全身麻酔や膀胱バルーンカテーテルの留置などが必要とされる場合もあり，高齢者に対しての腹腔鏡下手術は躊躇されることもある。良性疾患の手術であるがゆえに安全性に関する検討は大変重要であり，術後愁訴や満足度に関してもエビデンスレベルの高い検討が必要である。どちらの手術が望ましいのかを科学的に検証してみることは重要である。

　80歳以上の鼠径部ヘルニアに対する鼠径部切開メッシュ法と腹腔鏡下鼠径ヘルニア修復術の比較研究に関する48編の文献が検索されたが，評価に使用できたのは4編のnon-RCTのみ [1-4] であった。

　重大なアウトカムとして死亡率，再発率，慢性疼痛，重要なアウトカムとして急性疼痛，精巣痛，血管損傷率，精管損傷率，臓器損傷率，性交痛，性機能障害，患者満足度，手術部位感染率，入院期間，職場復帰または日常生活復帰期間，費用，重要でないアウトカムとして術後漿液腫，術後血腫，手術時間，を設定，メタアナリシスが施行できた重大なアウトカムは再発率と慢性疼痛に関する検討のみであった。再発率は，鼠径部切開メッシュ法4.9％（2/41例），腹腔鏡下鼠径ヘルニア修復術0％（0/40例），切開法のOR = 2.85 [0.13, 61.98]，慢性疼痛（有無）は，切開法9.8％（4/41例），腹腔鏡下手術0％（0/35例），切開法のOR = 5.40 [0.28, 105.06]で有意差を認めず，腹腔鏡下鼠径ヘルニア修復術の優位性は証明されなかった。重要なアウトカムと設定したうちメタアナリシスが施行できた手術部位感染率においても，切開法4.9％（2/41例），腹腔鏡下手術5.7％（2/35例），切開法のOR = 1.08 [0.09, 12.58]と有意差を認めず明らかな優位性は証明されなかった。評価に使用できた症例数があまりにも少なく，統計学的な評価を下すには不十分である。また，最も重要な安全性に関する項目である死亡率に関する検討が本検討ではできなかったことは重大な問題である。今後症例数が増えれば優位性が証明できる可能性はあるものの，現時点で明らかな優位性が証明されていない以上，それぞれの手術法のメリットデメリットを説明し，術者の技量も考慮したうえで患者同意のもとに術式を選択すべきである。

本命題に対して検討を行ったガイドラインはない。

図 再発率

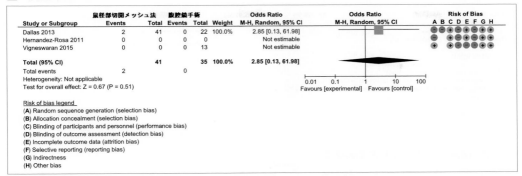

図 慢性疼痛（有無）

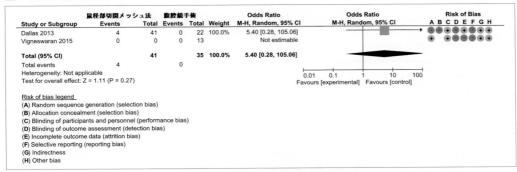

図 急性疼痛（有無）

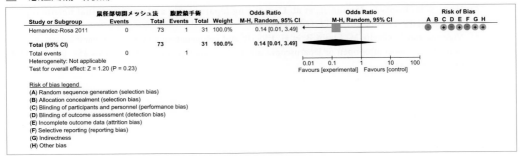

図 患者満足度

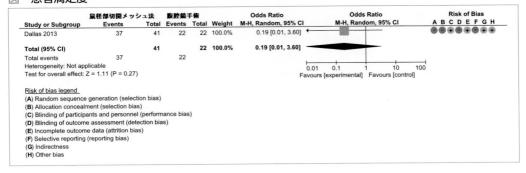

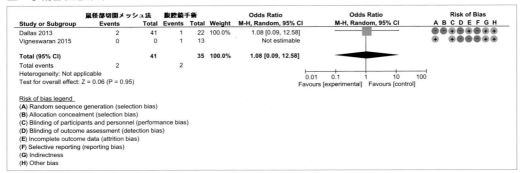

Risk of bias legend
(A) Random sequence generation (selection bias)
(B) Allocation concealment (selection bias)
(C) Blinding of participants and personnel (performance bias)
(D) Blinding of outcome assessment (detection bias)
(E) Incomplete outcome data (attrition bias)
(F) Selective reporting (reporting bias)
(G) Indirectness
(H) Other bias

図　職場復帰または日常生活復帰期間

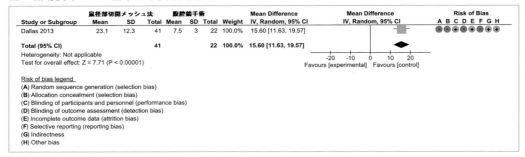

Risk of bias legend
(A) Random sequence generation (selection bias)
(B) Allocation concealment (selection bias)
(C) Blinding of participants and personnel (performance bias)
(D) Blinding of outcome assessment (detection bias)
(E) Incomplete outcome data (attrition bias)
(F) Selective reporting (reporting bias)
(G) Indirectness
(H) Other bias

1) Dallas KB, Froylich D, Choi JJ, et al. Laparoscopic versus open inguinal hernia repair in octogenarians：a follow-up study. Geriatr Gerontol Int. 2013；13（2）：329-33.

2) Hernandez-Rosa J, Lo CC, Choi JJ, et al. Laparoscopic versus open inguinal hernia repair in octogenarians. Hernia.2011；15（6）：655-8.

3) Hope WW, Bools L, Menon A, et al. Comparing laparoscopic and open inguinal hernia repair in octogenarians. Hernia. 2013；17（6）：719-22.

4) Vigneswaran Y, Gitelis M, Lapin B, et al. Elderly and octogenarian cohort：Comparable outcomes with nonelderly cohort after open or laparoscopic inguinal hernia repairs. Surgery 2015；158（4）：1137-43；discussion 1143-4.

成人−Occultヘルニア

CQ 10-1　Occult herniaの定義は？

検討方式	コラム

解説

　オカルトヘルニア（occult hernia）とは，術前診断ではヘルニアの存在が不明だったが，術中に診断されたヘルニアと定義される。鼠径部脆弱性因子を除外できる他疾患治療に伴う腹腔鏡検査で鼠径部オカルトヘルニアの発見率が18%との報告[1]がある。一方，片側鼠径ヘルニアの術前診断で施行されたTAPPあるいはTEP時の審査腹腔鏡検査（Transabdominal Diagnostic Laparoscopy：TADL）で，対側オカルトヘルニアの発見率は13〜22%との報告[2-5]もある。これらからInternational Guidelines[6]でも示されているように真の発生率は不明であるが，自覚症状，臨床所見を認めないオカルトヘルニアが一定程度存在するものと考えるべきである。

文献

1) Paajanen H, Ojala S, Virkkunen A. Incidence of occult inguinal and spigelian hernias during laparoscopy of other reasons. Surgery. 2006；140（1）：9-12.
2) Koehler RH. Diagnosing the occult contralateral inguinal hernia. Surg Endosc. 2002；16（3）：512-20.
3) Griffin KJ, Harris S, Tang TY, et al. Incidence of contralateral occult inguinal hernia found at the time of laparoscopic trans-abdominal pre-peritoneal（TAPP）repair. Hernia. 2010；14（4）：345-9.
4) van den Heuvel B, Beudeker N, van den Broek J, et al. The incidence and natural course of occult inguinal hernias during TAPP repair：repair is beneficial. Surg Endosc. 2013；27（11）：4142-6.
5) Jarrard JA, Arroyo MR, Moore BT. Occult contralateral inguinal hernias：what is their true incidence and should they be repaired? Surg Endosc. 2019；33（8）：2456-8.
6) HerniaSurge Group. International guidelines for groin hernia management. Hernia. 2018；22（1）：1-165.

CQ 10-2　Occult herniaに対する治療オプションは何か？

検討方式	コラム

解説

　これまで無症候性オカルトヘルニアの修復は不要とする報告[1]がある一方，対側鼠径部オカルトヘルニアを認めた場合，サイズに関係なく修復を勧める報告[2]もある。International Guidelines[3]ではTAPP時に対側鼠径部オカルトヘルニアを認めた場合，十分に術前ICが行われていれば同時修復が推奨されている。TAPPでは同一創で対側処理が可能で対側異時性発症の回避につながる可能性がある[4,5]が，現時点では全ての対側鼠径部オカルトヘルニアの修復には慎重な報告[5]もある。術後疼痛発症の観点から無症候性ヘルニアに対する修復術が最適かは検討の余地があり[6]，watchful waiting も選択肢となる可能性がある。TAPP あるいは TEP 時の審査腹腔鏡検査は，対側鼠径部オカルトヘルニアの検索に有効である[7,8]が，TEP での対側鼠径部無症候性ヘルニアの検索は推奨されない[3]。TEP で MPO の観察が十分行われれば，同側鼠径部オカルトヘルニアを見落としなく修復可能であり，再発が低下する可能性がある[9]。

文献

1) Paajanen H, Ojala S, Virkkunen A. Incidence of occult inguinal and spigelian hernias during laparoscopy of other reasons. Surgery. 2006；140（1）：9-12；discussion 12-3.
2) van den Heuvel B, Beudeker N, van den Broek J, et al. The incidence and natural course of occult inguinal hernias during TAPP repair：repair is beneficial. Surg Endosc. 2013；27（11）：4142-6.
3) HerniaSurge Group. International guidelines for groin hernia management. Hernia. 2018；22（1）：1-165.
4) Jarrard JA, Arroyo MR, Moore BT. Occult contralateral inguinal hernias：what is their true incidence and should they be repaired? Surg Endosc. 2019；33（8）：2456-8.
5) Imai Y, Hiramatsu M, Kobayashi T, et al. Comparing the Incidences of Occult Contralateral Hernia under Laparo-Endoscopic Techniques and of Contralateral Metachronous Hernia after a Unilateral Groin Hernia Repair in Open Technique. Am Surg. 2019；85（2）：196-200.
6) Page B, Paterson C, Young D, et al. Pain from primary inguinal hernia and the effect of repair on pain. Br J Surg. 2002；89（10）：1315-8.
7) Griffin KJ, Harris S, Tang TY, et al. Incidence of contralateral occult inguinal hernia found at the time of laparoscopic trans-abdominal pre-peritoneal（TAPP）repair. Hernia. 2010；14（4）：345-9.
8) Koehler RH. Diagnosing the occult contralateral inguinal hernia. Surg Endosc. 2002；16（3）：512-20.
9) Dulucq JL, Wintringer P, Mahajna A. Occult hernias detected by laparoscopic totally extra-peritoneal inguinal hernia repair：a prospective study. Hernia. 2011；15（4）：399-402.

成人-日帰り手術

<table>
<tr><td>CQ
11-1</td><td>重篤な基礎疾患を持つ鼠径部ヘルニア患者に対して，日帰り手術
は推奨されるか？</td></tr>
<tr><td>answer</td><td>重篤な基礎疾患を持つ鼠径部ヘルニア患者に対し，ルーチンで日帰り手術を推奨
するだけの十分な科学的根拠はない。適切な医療提供体制が整った環境で実施を
検討することが望ましい。</td></tr>
</table>

推奨の方向	エビデンスの確実性
条件付きで弱く推奨する	中 ⊕⊕⊕⊖

解説　『鼠径部ヘルニア診療ガイドライン 2015』で「日帰り手術」は，「同一患者が同一の日に入院，手術，退院すること」と定義された。多くの鼠径ヘルニア手術は日帰り手術で安全に実施されることが知られているが，重篤な基礎疾患を持つ鼠径部ヘルニア患者に対する日帰り手術の安全性についてはよくわかっていない。

死亡率，再発率，慢性疼痛，臓器損傷率，患者満足度，手術部位感染率，急性疼痛，血管損傷率を重大なアウトカム，術後漿液腫・血腫，尿閉，精巣痛，性機能障害，対側病変治療率，職場復帰または日常生活復帰期間，再入院率，手術時間，入院期間，入院期間延長率を重要なアウトカムとして論文検索を実施した。

複数論文[1-3]からの検討が可能であった項目は入院期間延長率のみで，術後漿液腫・血腫，尿閉，再入院率は1編のみであった。

ASA（American Society of Anesthesiologists physical status）3 以上と ASA2 以下で比較した場合，ASA3 以上では RR =2.16, 95 % CI =0.83-5.67 であった。

単一研究の結果で尿閉が RR =6.57, 95 % CI =1.29-33.53 で有意に ASA3 以上に多く，血腫，手術部位感染率，漿液腫，再入院率では差は認められなかったと報告されていた。

重篤な基礎疾患を持つ鼠径部ヘルニア患者の日帰り手術について推奨を導くだけのエビデンスは不足している。

ASA3 以上の鼠径部ヘルニア患者に対して日帰り手術では，患者の社会的背景，適切な術前評価，適切な麻酔・手術方法の選択，離院後の経過観察方法や有事対応を含めた医療提供体制など，様々な要因を十分考慮したうえで行うべきである。

表　Summary of findings

アウトカム	症例数 (研究)	エビデンスの 確実性	相対効果 (95% CI)	予想される絶対効果	
				リスク ASA＜2	リスク差 ASA＞3
尿閉	577 (1 RCT)	⊕⊕⊖⊖ 低ᵃ	RR 6.57 (1.29〜33.53)	5 per 1,000	+27 per 1,000 (1〜156)
術後血腫	577 (1 RCT)	⊕⊕⊖⊖ 低ᵃ	RR 2.02 (0.91〜4.52)	31 per 1,000	+32 per 1,000 (−3〜109)
手術部位感染率	577 (1 RCT)	⊕⊕⊖⊖ 低ᵃ	RR 0.44 (0.05〜3.61)	14 per 1,000	−8 per 1,000 (−14〜37)
術後漿液腫	577 (1 RCT)	⊕⊕⊖⊖ 低ᵃ	RR 0.52 (0.03〜10.85)	5 per 1,000	−2 per 1,000 (−5〜47)
再入院率	577 (1 RCT)	⊕⊕⊖⊖ 低ᵃ	RR 1.05 (0.33〜3.30)	24 per 1,000	+1 per 1,000 (−16〜55)
入院期間延長率	1,591 (3 RCT)	⊕⊕⊖⊖ 低ᵇ	RR 2.16 (0.83〜5.67)	159 per 1,000	+185 per 1,000 (−27〜745)

CI：信頼区間，RR：リスク比
a. 単一研究結果
b. I2が70〜100%

図　入院期間延長率

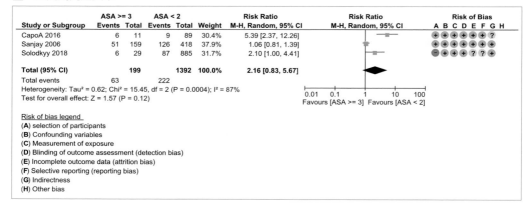

1) CapoÄ Lu R, Tiryaki C, Kargi E, et al. IS SAME-DAY INGUINAL HERNIA SURGERY POSSIBLE? Int Surg. 2016.
2) Sanjay P, Jones P, Woodward A, et al. Inguinal hernia repair：are ASA grades 3 and 4 patients suitable for day case hernia repair? Hernia. 2006；10（4）：299-302.
3) Solodkyy A, Feretis M, Fedotovs A, et al. Elective "True Day Case" Laparoscopic Inguinal Hernia Repair in a District General Hospital：Lessons Learned from 1000 Consecutive Cases. Minim Invasive Surg. 2018；2018：7123754.

成人-メッシュ材質

CQ 12-1 鼠径部ヘルニア手術においてどのメッシュが推奨されるか？

answer 軽量メッシュと重量メッシュのどちらか一方を強く推奨することはできない。

推奨の方向	エビデンスの確実性
双方を条件付きで推奨する	低 $\oplus\oplus\ominus\ominus$

解説

　メッシュの素材には，軽量メッシュ，重量メッシュ，チタンコートメッシュの3種類がある。異物である以上，安全性が最も大切である。メッシュに起因した死亡例の報告は認められない。しかしながら，動物実験では，発がん性を有するとした報告があり[1-6]，症例報告ではあるが，人においても腹壁線維腫症が発症した症例[7]や慢性メッシュ感染部位で進行性の扁平上皮癌が発生した症例[8]が報告されている。メッシュが人体に何十年もの長期にわたり挿入されている状況が，安全と証明されている訳ではない。また，最も重症な合併症の一つであるメッシュ感染に関しては，鼠径部ヘルニアの様々な術式に対する，治療成績を比べた6編のRCT（n=1803）[9-14]の中で，メッシュ感染を起こしたとした報告はない。また，術後疼痛を比べた，RCT[9, 13,14]では，術後短期間の疼痛は軽量メッシュの方が少ないが，長期間では両群間で差がなくなると考えられる。また腹腔鏡下ヘルニア手術においてチタンコーティングを施行したメッシュを使用しても，異物感の長期予後に差を認めなかったとしている[9]。周術期合併症に関しては，TEP法において軽量メッシュと重量メッシュを用いたRCTでは，術後8週間の観察期間の合併症においては，差は認めなかった[15]。

　再発に言及している，RCT 5編[9,10,12-14]の解析結果では重量メッシュの方が，再発率は少ない結果であった。一方で，職場復帰または日常生活復帰までの期間に関しても，軽量メッシュの方が優れている結果であった[9-11]。International Guidelines[6]では，そもそも軽量メッシュ，重量メッシュということだけを基にメッシュを選択することは推奨されていない。Large pore（1〜1.5 mm）で16 N/m² の張力を有し，最低でも16 N/cm² の張力が全ての方向に維持できる，モノフィラメント合成平型メッシュが推奨されている。しかしながらそのエビデンスレベルは低く，根拠には乏しい。術式同様に，これが絶対と断定できるものはない。自分の治療方針に合致したメッシュを選択し治療するためには，メッシュ固有の特徴を使用する外科医が理解することが重要である。

文献

1) Bischoff F, Bryson G. Intraperitoneal foreign body reaction in rodents. Res Commun Chem Pathol Pharmacol. 1977；18（2）：201-14.

2) Brand G, Brand I. [Investigations and review of literature relating to carcinogenesis. II. Communication ： Cancer from foreign bodies (author's transl)] . Zentralbl Bakteriol Mikrobiol Hyg B. 1980 ; 171 （4-5） ： 359-87.

3) Ott G. [Foreign body induced sarcoma] . Exp Med Pathol Klin. 1970 ; 32 ： 1-118.

4) Paulini K, Beneke G, Körner B, et al. The relationship between the latent period and animal age in the development of foreign body sarcomas. Beitr Pathol. 1975 ; 154 （2） ： 161-9.

5) Witherspoon P, Bryson G, Wright DM, et al. Carcinogenic potential of commonly used hernia repair prostheses in an experimental model. Br J Surg. 2004 ; 91 （3） ： 368-72.

6) HerniaSurge Group. International guidelines for groin hernia management. Hernia. 2018 ; 22 （1） ： 1-165.

7) Brown SB, MacDuff E, O'Dwyer PJ. Abdominal wall fibromatosis associated with previous laparoscopic hernia repair. Hernia. 2013 ; 17 （5） ： 669-72.

8) Birolini C, Minossi JG, Lima CF, et al. Mesh cancer ： long-term mesh infection leading to squamous-cell carcinoma of the abdominal wall. Hernia. 2014 ; 18 （6） ： 897-901.

9) Yang S, Shen YM, Wang MG, et al. Titanium-coated mesh versus standard polypropylene mesh in laparoscopic inguinal hernia repair ： a prospective, randomized, controlled clinical trial. Hernia. 2019 ; 23 （2） ： 255-9.

10) Prakash P, Bansal VK, Misra MC, et al. A prospective randomised controlled trial comparing chronic groin pain and quality of life in lightweight versus heavyweight polypropylene mesh in laparoscopic inguinal hernia repair. J Minim Access Surg. 2016 ; 12 （2） ： 154-61.

11) Kalra T, Soni RK, Sinha A. Comparing Early Outcomes using Non Absorbable Polypropylene Mesh and Partially Absorbable Composite Mesh through Laparoscopic Transabdominal Preperitoneal Repair of Inguinal Hernia. J Clin Diagn Res. 2017 ; 11 （8） ： PC13-PC6.

12) Roos MM, Bakker WJ, Schouten N, et al. Higher Recurrence Rate After Endoscopic Totally Extraperitoneal （TEP） Inguinal Hernia Repair With Ultrapro Lightweight Mesh ： 5-Year Results of a Randomized Controlled Trial （TULP-trial）. Ann Surg. 2018 ; 268 （2） ： 241-6.

13) Khan N, Bangash A, Sadiq M, et al. Polyglactine/polypropylene mesh vs. propylene mesh ： is there a need for newer prosthesis in inguinal hernia? Saudi J Gastroenterol. 2010 ; 16 （1） ： 8-13.

14) Bury K, Śmietański M ; Polish Hernia Study Group. Five-year results of a randomized clinical trial comparing a polypropylene mesh with a poliglecaprone and polypropylene composite mesh for inguinal hernioplasty. Hernia. 2012 ; 16 （5） ： 549-53.

15) Bringman S, Wollert S, Osterberg J, et al. Early results of a randomized multicenter trial comparing Prolene and VyproII mesh in bilateral endoscopic extraperitoneal hernioplasty （TEP）. Surg Endosc. 2005 ; 19 （4） ： 536-40.

成人−メッシュ固定

CQ 13-1 成人鼠径部ヘルニアに対するLichtenstein法において原法と異なるメッシュ固定法は推奨されるか？

Answer
Lichtenstein法において原法と異なるメッシュ固定法を推奨する明確な根拠はない。

推奨の方向	エビデンスの確実性
実施しないことを条件付きで推奨する	低 ⊕⊕⊖⊖

解説

　　Lichtenstein法は成人鼠径ヘルニアの標準手術術式の一つである。特に海外のガイドラインで臨床研究のコントロール手術として用いられることも多く，近年本邦でも施行頻度が増加してきている。一方，術式の本質が十分に理解されないまま様々なmodificationが行われ，不適切な手技に起因する再発例が散見される。原法ではメッシュの固定は，恥骨および交差させたメッシュスリット部の固定は非吸収糸の結節縫合，尾側鼠径靱帯庇部への固定は非吸収糸の4針程度の連続縫合，頭側の内腹斜筋への固定は吸収糸の結節縫合で行うよう記載されている。これは，再発の防止と神経損傷のリスクを減らすためとされている。しかし，不注意によって神経損傷を引き起こす可能性は残り，非吸収性糸による神経の巻き込みは非可逆的となる。非吸収性糸で固定しない，または固定が不要な場合でも術後の成績が良好であれば，リスクを負う手技は避けたいものである。生体に使用可能な接着剤による固定も報告されているが，本邦では未承認である。今回，固定法を変更することによるメリットに関する明確なエビデンスが得られているかどうか科学的に検討する。

　　成人鼠径部ヘルニアに対するLichtenstein法における原法と異なるメッシュ固定法について46編のRCTが検索されたが，評価に使用できたのは30編（1編は未収載のため除外）であった[1-30]。なお文献2）と3）および14）と15）は同一の症例群を対象とした研究のため，研究データとしては重複を避け統合して使用した。原法と異なる固定法の内容は，医療用接着剤16例，self-fixatingメッシュの使用11例，その他タッカーやstaplerなどが4例（3-armのtrial 1編[15]を含む）であった。重大なアウトカムとして死亡率，再発率，慢性疼痛，臓器損傷率，重要なアウトカムとして血管損傷率，職場復帰または日常生活復帰期間，急性疼痛，精巣痛，性交痛，精管損傷率，入院期間，患者満足度，手術部位感染率，費用，重要でないアウトカムとして術後漿液腫，術後血腫，性機能障害，手術時間，を設定，メタアナリシスが施行できた重大なアウトカムは再発率と慢性疼痛に関する検討のみであった。再発率は，原法1.1 %（24/2,126例），原法と異なるメッシュ固定法群1.3 %（30/2,336例），原法に対する原法と異なるメッシュ固定法群のORは1.18［0.68, 2.05］であり，両群間の有意差は証

明されなかった。慢性疼痛に関しても，有無の評価では原法 11.9 %（166/1,399 例）異なる群 9.6 %（156/1,632 例）OR＝0.86［0.68, 1.10］，VAS 評価（原法：699 例，非原法群：703 例）では Mean Difference（MD）＝ -0.10［-0.25, 0.04］で有意差を認めなかった。

　術式の詳細をみると，縫合固定に全て吸収糸を用いたり，頭側の固定糸が非吸収糸であったり，尾側の固定が連続縫合ではなく結節縫合となっていたり，必ずしも原法に忠実な Lichtenstein 法がコントロール群とはなっていない研究が混在していた。

　厳密な比較を行うために，再発率と慢性疼痛に関して Lichtenstein 原法に忠実な手技をコントロール群としたサブグループ解析も施行してみた。

　再発率に関しては，原法 1.2 %（20/1,625 例），原法と異なるメッシュ固定法群 1.3 %（23/1,790 例）OR＝1.07［0.57, 2.00］でやはり原法との差異は証明されなかった。慢性疼痛に関しては，有無の評価で原法 11.2 %（100/896 例）異なる群 10.0 %（108/1,084 例）OR＝0.92［0.68, 1.26］，VAS 評価（原法：548 例，非原法群：552 例）でも MD＝ -0.13［-0.30, 0.05］であり，差があったとしても効果の程度はわずかである。

　以上の結果より，現時点では原法と異なる固定法の優位性が明らかではないため，新たな固定法を積極的に推奨する蓋然性はない。しかし，今後の研究によって益と害のバランスが変わる可能性があり，より術中エラーの少ない術式を開発するという観点からは原法と異なる固定法を否定するものではない。その際には，今回の検討で重要な項目に含まれなかった医療費の問題も検討するべきである。

　International Guidelines[31] では，セルフグリップメッシュは，コスト上昇を招き手術時間以外には利点を認めないため，Lichtenstein 法のメッシュとしては現時点では推奨されていない。

図 再発率

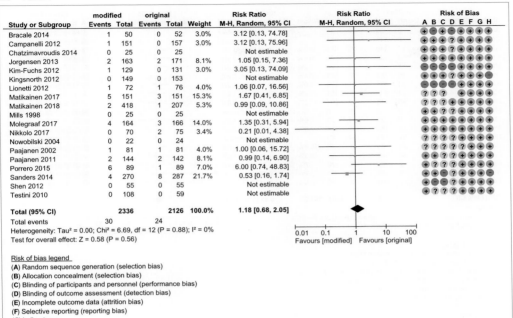

Study or Subgroup	modified Events	Total	original Events	Total	Weight	Risk Ratio M-H, Random, 95% CI
Bracale 2014	1	50	0	52	3.0%	3.12 [0.13, 74.78]
Campanelli 2012	1	151	0	157	3.0%	3.12 [0.13, 75.96]
Chatzimavroudis 2014	0	25	0	25		Not estimable
Jorgensen 2013	2	163	2	171	8.1%	1.05 [0.15, 7.36]
Kim-Fuchs 2012	1	129	0	131	3.0%	3.05 [0.13, 74.09]
Kingsnorth 2012	0	149	0	153		Not estimable
Lionetti 2012	1	72	1	76	4.0%	1.06 [0.07, 16.56]
Matikainen 2017	5	151	3	151	15.3%	1.67 [0.41, 6.85]
Matikainen 2018	2	418	1	207	5.3%	0.99 [0.09, 10.86]
Mills 1998	0	25	0	25		Not estimable
Molegraaf 2017	4	164	3	166	14.0%	1.35 [0.31, 5.94]
Nikkolo 2017	0	70	2	75	3.4%	0.21 [0.01, 4.38]
Nowobilski 2004	0	22	0	24		Not estimable
Paajanen 2002	1	81	1	81	4.0%	1.00 [0.06, 15.72]
Paajanen 2011	2	144	2	142	8.1%	0.99 [0.14, 6.90]
Porrero 2015	6	89	1	89	7.0%	6.00 [0.74, 48.83]
Sanders 2014	4	270	8	287	21.7%	0.53 [0.16, 1.74]
Shen 2012	0	55	0	55		Not estimable
Testini 2010	0	108	0	59		Not estimable
Total (95% CI)		2336		2126	100.0%	1.18 [0.68, 2.05]
Total events	30		24			

Heterogeneity: Tau² = 0.00; Chi² = 6.69, df = 12 (P = 0.88); I² = 0%
Test for overall effect: Z = 0.58 (P = 0.56)

Favours [modified]   Favours [original]

Risk of bias legend
(A) Random sequence generation (selection bias)
(B) Allocation concealment (selection bias)
(C) Blinding of participants and personnel (performance bias)
(D) Blinding of outcome assessment (detection bias)
(E) Incomplete outcome data (attrition bias)
(F) Selective reporting (reporting bias)
(G) indirectness
(H) Other bias

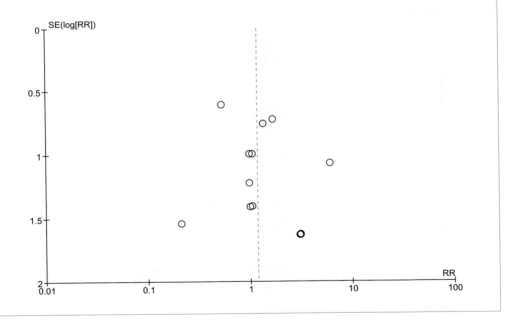

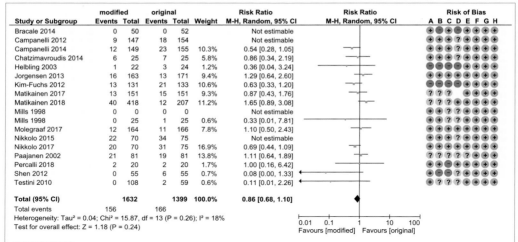

Study or Subgroup	modified Events	Total	original Events	Total	Weight	Risk Ratio M-H, Random, 95% CI
Bracale 2014	0	50	0	52		Not estimable
Campanelli 2012	9	147	18	154		Not estimable
Campanelli 2014	12	149	23	155	10.3%	0.54 [0.28, 1.05]
Chatzimavroudis 2014	6	25	7	25	5.8%	0.86 [0.34, 2.19]
Helbling 2003	1	22	3	24	1.2%	0.36 [0.04, 3.24]
Jorgensen 2013	16	163	13	171	9.4%	1.29 [0.64, 2.60]
Kim-Fuchs 2012	13	131	21	133	10.6%	0.63 [0.33, 1.20]
Matikainen 2017	13	151	15	151	9.3%	0.87 [0.43, 1.76]
Matikainen 2018	40	418	12	207	11.2%	1.65 [0.89, 3.08]
Mills 1998	0	0	0	0		Not estimable
Mills 1998	0	25	1	25	0.6%	0.33 [0.01, 7.81]
Molegraaf 2017	12	164	11	166	7.8%	1.10 [0.50, 2.43]
Nikkolo 2015	22	70	34	75		Not estimable
Nikkolo 2017	20	70	31	75	16.9%	0.69 [0.44, 1.09]
Paajanen 2002	21	81	19	81	13.8%	1.11 [0.64, 1.89]
Percalli 2018	2	20	2	20	1.7%	1.00 [0.16, 6.42]
Shen 2012	0	55	6	55	0.7%	0.08 [0.00, 1.33]
Testini 2010	0	108	2	59	0.6%	0.11 [0.01, 2.26]
Total (95% CI)		**1632**		**1399**	**100.0%**	**0.86 [0.68, 1.10]**
Total events	156		166			

Heterogeneity: Tau² = 0.04; Chi² = 15.87, df = 13 (P = 0.26); I² = 18%
Test for overall effect: Z = 1.18 (P = 0.24)

Risk of bias legend
(A) Random sequence generation (selection bias)
(B) Allocation concealment (selection bias)
(C) Blinding of participants and personnel (performance bias)
(D) Blinding of outcome assessment (detection bias)
(E) Incomplete outcome data (attrition bias)
(F) Selective reporting (reporting bias)
(G) indirectness
(H) Other bias

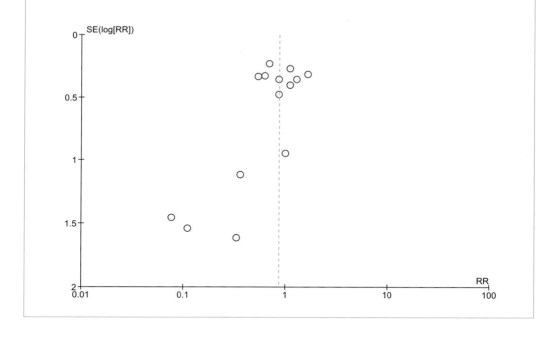

図 慢性疼痛（VAS）

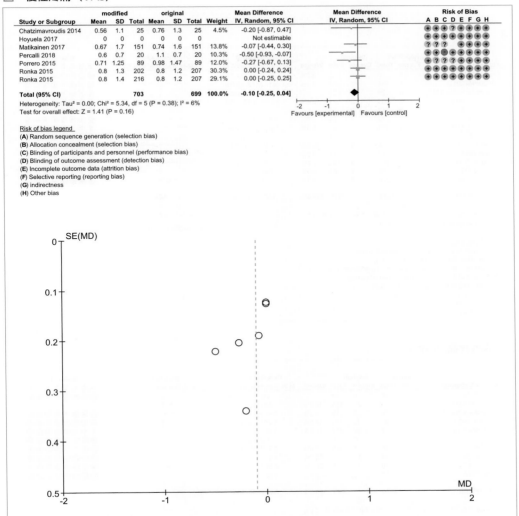

Risk of bias legend
(A) Random sequence generation (selection bias)
(B) Allocation concealment (selection bias)
(C) Blinding of participants and personnel (performance bias)
(D) Blinding of outcome assessment (detection bias)
(E) Incomplete outcome data (attrition bias)
(F) Selective reporting (reporting bias)
(G) indirectness
(H) Other bias

図　再発率

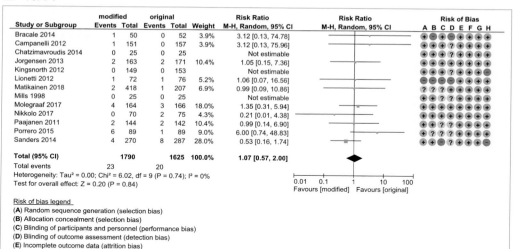

Study or Subgroup	modified Events	modified Total	original Events	original Total	Weight	Risk Ratio M-H, Random, 95% CI
Bracale 2014	1	50	0	52	3.9%	3.12 [0.13, 74.78]
Campanelli 2012	1	151	0	157	3.9%	3.12 [0.13, 75.96]
Chatzimavroudis 2014	0	25	0	25		Not estimable
Jorgensen 2013	2	163	2	171	10.4%	1.05 [0.15, 7.36]
Kingsnorth 2012	0	149	0	153		Not estimable
Lionetti 2012	1	72	1	76	5.2%	1.06 [0.07, 16.56]
Matikainen 2018	2	418	1	207	6.9%	0.99 [0.09, 10.86]
Mills 1998	0	25	0	25		Not estimable
Molegraaf 2017	4	164	3	166	18.0%	1.35 [0.31, 5.94]
Nikkolo 2017	0	70	2	75	4.3%	0.21 [0.01, 4.38]
Paajanen 2011	2	144	2	142	10.4%	0.99 [0.14, 6.90]
Porrero 2015	6	89	1	89	9.0%	6.00 [0.74, 48.83]
Sanders 2014	4	270	8	287	28.0%	0.53 [0.16, 1.74]
Total (95% CI)		**1790**		**1625**	**100.0%**	**1.07 [0.57, 2.00]**
Total events	23		20			

Heterogeneity: Tau² = 0.00; Chi² = 6.02, df = 9 (P = 0.74); I² = 0%
Test for overall effect: Z = 0.20 (P = 0.84)

Risk of bias legend
(A) Random sequence generation (selection bias)
(B) Allocation concealment (selection bias)
(C) Blinding of participants and personnel (performance bias)
(D) Blinding of outcome assessment (detection bias)
(E) Incomplete outcome data (attrition bias)
(F) Selective reporting (reporting bias)
(G) indirectness
(H) Other bias

図　慢性疼痛（有無）

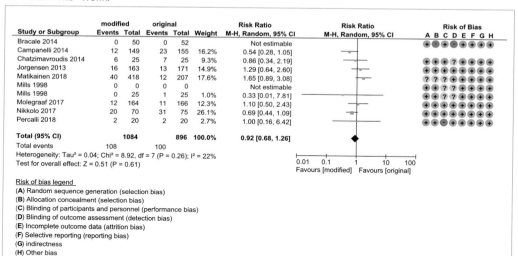

Study or Subgroup	modified Events	modified Total	original Events	original Total	Weight	Risk Ratio M-H, Random, 95% CI
Bracale 2014	0	50	0	52		Not estimable
Campanelli 2014	12	149	23	155	16.2%	0.54 [0.28, 1.05]
Chatzimavroudis 2014	6	25	7	25	9.3%	0.86 [0.34, 2.19]
Jorgensen 2013	16	163	13	171	14.9%	1.29 [0.64, 2.60]
Matikainen 2018	40	418	12	207	17.6%	1.65 [0.89, 3.08]
Mills 1998	0	0	0	0		Not estimable
Mills 1998	0	25	1	25	1.0%	0.33 [0.01, 7.81]
Molegraaf 2017	12	164	11	166	12.3%	1.10 [0.50, 2.43]
Nikkolo 2017	20	70	31	75	26.1%	0.69 [0.44, 1.09]
Percalli 2018	2	20	2	20	2.7%	1.00 [0.16, 6.42]
Total (95% CI)		**1084**		**896**	**100.0%**	**0.92 [0.68, 1.26]**
Total events	108		100			

Heterogeneity: Tau² = 0.04; Chi² = 8.92, df = 7 (P = 0.26); I² = 22%
Test for overall effect: Z = 0.51 (P = 0.61)

Risk of bias legend
(A) Random sequence generation (selection bias)
(B) Allocation concealment (selection bias)
(C) Blinding of participants and personnel (performance bias)
(D) Blinding of outcome assessment (detection bias)
(E) Incomplete outcome data (attrition bias)
(F) Selective reporting (reporting bias)
(G) indirectness
(H) Other bias

図 慢性疼痛（VAS）

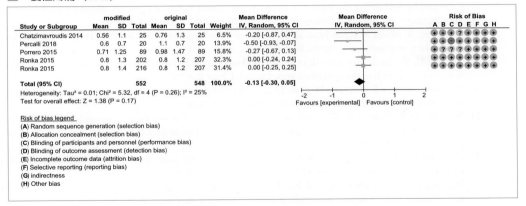

Study or Subgroup	modified Mean	SD	Total	original Mean	SD	Total	Weight	Mean Difference IV, Random, 95% CI
Chatzimavroudis 2014	0.56	1.1	25	0.76	1.3	25	6.5%	-0.20 [-0.87, 0.47]
Percalli 2018	0.6	0.7	20	1.1	0.7	20	13.9%	-0.50 [-0.93, -0.07]
Porrero 2015	0.71	1.25	89	0.98	1.47	89	15.8%	-0.27 [-0.67, 0.13]
Ronka 2015	0.8	1.3	202	0.8	1.2	207	32.3%	0.00 [-0.24, 0.24]
Ronka 2015	0.8	1.4	216	0.8	1.2	207	31.4%	0.00 [-0.25, 0.25]
Total (95% CI)			**552**			**548**	**100.0%**	**-0.13 [-0.30, 0.05]**

Heterogeneity: Tau² = 0.01; Chi² = 5.32, df = 4 (P = 0.26); I² = 25%
Test for overall effect: Z = 1.38 (P = 0.17)

Favours [experimental]　Favours [control]

Risk of bias legend
(A) Random sequence generation (selection bias)
(B) Allocation concealment (selection bias)
(C) Blinding of participants and personnel (performance bias)
(D) Blinding of outcome assessment (detection bias)
(E) Incomplete outcome data (attrition bias)
(F) Selective reporting (reporting bias)
(G) indirectness
(H) Other bias

文献

1) Bracale U, Rovani M, Picardo A, et al. Beneficial effects of fibrin glue（Quixil）versus Lichtenstein conventional technique in inguinal hernia repair：a randomized clinical trial. Hernia. 2014；18（2）：185-92.

2) Campanelli G, Pascual MH, Hoeferlin A, et al. Randomized, controlled, blinded trial of Tisseel/Tissucol for mesh fixation in patients undergoing Lichtenstein technique for primary inguinal hernia repair：results of the TIMELI trial. Ann Surg. 2012；255（4）：650-7.

3) Campanelli G, Pascual MH, Hoeferlin A, et al. Post-operative benefits of Tisseel（（R））/Tissucol（（R）） for mesh fixation in patients undergoing Lichtenstein inguinal hernia repair：secondary results from the TIMELI trial. Hernia. 2014；18（5）：751-60.

4) Chatzimavroudis G, Papaziogas B, Koutelidakis I, et al. Lichtenstein technique for inguinal hernia repair using polypropylene mesh fixed with sutures vs. self-fixating polypropylene mesh：a prospective randomized comparative study. Hernia. 2014；18（2）：193-8.

5) Dąbrowiecki S, Pierściński S, Szczęsny W. The Glubran 2 glue for mesh fixation in Lichtenstein's hernia repair：a double-blind randomized study. Wideochir Inne Tech Maloinwazyjne. 2012；7（2）：96-104.

6) Douglas JM, Young WN, Jones DB. Lichtenstein inguinal herniorrhaphy using sutures versus tacks. Hernia. 2002；6（3）：99-101.

7) Helbling C, Schlumpf R. Sutureless Lichtenstein：first results of a prospective randomised clinical trial. Hernia. 2003；7（2）：80-4.

8) Hoyuela C, Juvany M, Carvajal F, et al. Randomized clinical trial of mesh fixation with glue or sutures for Lichtenstein hernia repair. Br J Surg. 2017；104（6）：688-94.

9) Jorgensen LN, Sommer T, Assaadzadeh S, et al. Randomized clinical trial of self-gripping mesh versus sutured mesh for Lichtenstein hernia repair. Br J Surg. 2013；100（4）：474-81.

10) Kapischke M, Schulze H, Caliebe A. Self-fixating mesh for the Lichtenstein procedure--a prestudy. Langenbecks Arch Surg. 2010；395（4）：317-22.

11) Kim-Fuchs C, Angst E, Vorburger S, et al. Prospective randomized trial comparing sutured with sutureless mesh fixation for Lichtenstein hernia repair：long-term results. Hernia. 2012；16（1）：21-7.

12) Kingsnorth A, Gingell-Littlejohn M, Nienhuijs S, et al. Randomized controlled multicenter international clinical trial of self-gripping Parietex ProGrip polyester mesh versus lightweight polypropylene mesh in open inguinal hernia repair：interim results at 3 months. Hernia. 2012；16（3）：287-94.

13) Lionetti R, Neola B, Dilillo S, et al. Sutureless hernioplasty with light-weight mesh and fibrin glue versus Lichtenstein procedure：a comparison of outcomes focusing on chronic postoperative pain. Hernia. 2012；16（2）：127-31.

14) Matikainen M, Kössi J, Silvasti S, et al. Randomized Clinical Trial Comparing Cyanoacrylate Glue Versus Suture Fixation in Lichtenstein Hernia Repair：7-Year Outcome Analysis. World J Surg. 2017；41（1）：108-13.

15) Matikainen M, Aro E, Vironen J, et al. Factors predicting chronic pain after open inguinal hernia repair：a regression analysis of randomized trial comparing three different meshes with three fixation methods（FinnMesh Study）. Hernia. 2018；22（5）：813-8.

16) Mills IW, McDermott IM, Ratliff DA. Prospective randomized controlled trial to compare skin staples and polypropylene for securing the mesh in inguinal hernia repair. Br J Surg. 1998；85（6）：790-2.

17) Molegraaf MJ, Grotenhuis B, Torensma B, et al. The HIPPO Trial, a Randomized Double-blind Trial Comparing Self-gripping Parietex Progrip Mesh and Sutured Parietex Mesh in Lichtenstein Hernioplasty：A Long-term Follow-up Study. Ann Surg. 2017；266（6）：939-45.

18) Munghate A, Mittal S, Singh H, et al. Skin staples：a safe technique for securing mesh in lichtensteins hernioplasty as compared to suture. Surg Res Pract. 2014；2014：958634.

19) Nikkolo C, Vaasna T, Murruste M, et al. Single-center, single-blinded, randomized study of self-gripping versus sutured mesh in open inguinal hernia repair. J Surg Res. 2015；194（1）：77-82.

20) Nikkolo C, Vaasna T, Murruste M, et al. Three-year results of a randomized study comparing self-gripping mesh with sutured mesh in open inguinal hernia repair. J Surg Res. 2017；209：139-44.

21) Nowobilski W, Dobosz M, Wojciechowicz T, et al. Lichtenstein inguinal hernioplasty using butyl-2-cyanoacrylate versus sutures. Preliminary experience of a prospective randomized trial. Eur Surg Res. 2004；36（6）：367-70.

22) Paajanen H. Do absorbable mesh sutures cause less chronic pain than nonabsorbable sutures after Lichtenstein inguinal herniorraphy? Hernia. 2002；6（1）：26-8.

23) Paajanen H, Kössi J, Silvasti S, et al. Randomized clinical trial of tissue glue versus absorbable sutures for mesh fixation in local anaesthetic Lichtenstein hernia repair. Br J Surg. 2011；98（9）：1245-51.

24) Percalli L, Pricolo R, Passalia L, et al. Comparison between self-gripping, semi re-absorbable meshes with polyethylene meshes in Lichtenstein, tension-free hernia repair：preliminary results from a single center. Acta Biomed. 2018；89（1）：72-8.

25) Porrero JL, Castillo MJ, Pérez-Zapata A, et al. Randomised clinical trial：conventional Lichtenstein vs. hernioplasty with self-adhesive mesh in bilateral inguinal hernia surgery. Hernia. 2015；19（5）：765-70.

26) Rönkä K, Vironen J, Kössi J, et al. Randomized Multicenter Trial Comparing Glue Fixation, Self-gripping Mesh, and Suture Fixation of Mesh in Lichtenstein Hernia Repair（FinnMesh Study）. Ann Surg. 2015；262（5）：714-9；discussion 719-20.

27) Sanders DL, Nienhuijs S, Ziprin P, et al. Randomized clinical trial comparing self-gripping mesh with suture fixation of lightweight polypropylene mesh in open inguinal hernia repair. Br J Surg. 2014；101（11）：1373-82；discussion 1382.

28) Shen YM, Sun WB, Chen J, et al. NBCA medical adhesive（n-butyl-2-cyanoacrylate）versus suture for patch fixation in Lichtenstein inguinal herniorrhaphy：a randomized controlled trial. Surgery. 2012；151（4）：550-5.

29) Sözen S, Çetinkünar S, Emir S, et al. Comparing sutures and human fibrin glue for mesh fixation during open inguinal hernioplasty. Ann Ital Chir. 2016；87：252-6.

30) Testini M, Lissidini G, Poli E, et al. A single-surgeon randomized trial comparing sutures, N-butyl-2-cyanoacrylate and human fibrin glue for mesh fixation during primary inguinal hernia repair. Can J Surg. 2010；53（3）：155-60.

31) HerniaSurge Group. International guidelines for groin hernia management. Hernia. 2018；22（1）：1-165.

CQ 13-2 成人鼠径ヘルニアに対する腹膜前修復法においてメッシュ固定は推奨されるか？

answer A 成人鼠径ヘルニアに対する腹膜前修復法においては，メッシュ固定を否定する明確な根拠は認められない。

推奨の方向	エビデンスの確実性
実施しないことを条件付きで推奨する	低 ⊕⊕⊖⊖

解説　本邦では形状付加型鼠径ヘルニア修復用パッチの発売や腹腔鏡下手術が広く普及したことから，成人鼠径ヘルニアに対する腹膜前修復法はここ20〜30年で激増した修復法の一つである。切開法で行われた腹膜前修復法は，歴史的に広いメッシュを留置することによって固定を避けたStoppaによる手術や，Nyhusらが施行したより小さなメッシュを用い固定を前提とした術式がある。一方，腹腔鏡下の手術は固定を行う

のが一般的である。固定の方法や部位によっては神経損傷を引き起こし，疼痛の原因となることも知られている。海外では生体に使用可能な接着剤による固定も報告されているが，本邦では未承認である。今回，固定の是非について明確なエビデンスが得られているかどうか科学的に検討する。

　成人鼠径ヘルニアに対する腹膜前修復法において，メッシュ固定について 38 編の RCT が検索されたが，評価に使用できたのは 15 編（1 編は中国語の論文のため除外）であった[1-15]。重大なアウトカムとして再発率，死亡率，臓器損傷率，血管損傷率，慢性疼痛，重要なアウトカムとして急性疼痛，精巣痛，職場復帰または日常生活復帰期間，性交痛，精管損傷率，入院期間，手術部位感染率，患者満足度，重要でないアウトカムとして術後漿液腫，術後血腫，性機能障害，手術時間，費用，を設定，メタアナリシスが施行できた重大なアウトカムは再発率と慢性疼痛に関する項目のみであった。

　再発率に関しては，メッシュ固定群 0.6 ％（6/1,014 例），非固定群 1.0 ％（10/1,000 例），メッシュ固定群に対する非固定群の Risk Ratio（RR）= 1.53 [0.52, 4.52] であり，固定群の優位性は証明されなかった。慢性疼痛に関して，有無の評価では Brügger[1] と Chan[3] の二つの論文のみが解析に使用できたが，両論文とも tacker と glue の比較であった。慢性疼痛を認めたのは，メッシュ固定群 13.7 ％（14/102 例），非固定群 5.1 ％（5/99 例），RR = 0.38 [0.15, 0.94] で統計学的には有意差があったが，両論文におけるイベントの発生率に大きな差があり Chan の論文[3] は event が 0 である，腹腔鏡下手術のみ，症例数が少ない，以上の点から，腹膜前修復法手術全般に対する固定法の評価とはし難いと判断した。VAS 評価（固定群：148 例，非固定群：148 例）では Mean Difference（MD）= -0.33 [-0.95, 0.28] で統計学的に有意差を認めなかった。

　その他の重要なアウトカムに関しても両群に有意差がなく，効果の差も少ない。

　本検討には，メッシュ固定を stapler などの機械的固定とした論文が 13 編，self-fixation メッシュや接着剤とした論文がそれぞれ 1 編，非固定群のうち全く何も固定しなかったのは 9 編，接着剤を用いたのが 6 編であった。「固定」という言葉を「機械的固定」に限定するのかどうかの設定が異なる論文が含まれていることに注意を要する。したがって，再発と慢性疼痛に関して，非固定群のうち接着剤を用いていた 6 文献を除外したサブグループ解析も試みた。

　再発率に関しては，メッシュ固定群 0.6 ％（4/711 例），非固定群 0.6 ％（4/721 例），メッシュ固定群に対する非固定群の RR = 0.79 [0.06, 10.03] であり，有意差を認めなかった。また，慢性疼痛（VAS，固定群：148 例，非固定群：148 例）も MD = -0.33 [-0.95, 0.28] であり，有意差を認めなかった。

　腹腔鏡手術では，International Endohernia Society のガイドライン（2015 年）において，TEP では M3 以外の全てのヘルニアで固定なしを考慮しなければいけないことが推奨されており（Grade A），TAPP の場合は L.1，L2，M1，M2 で固定しないことを考慮することを推奨している（Grade B）[16]。

　さらに，The HerniaSurge Group のガイドライン（2018 年）では，TEP はほとんどの症例でメッシュの固定が不要であることを推奨（moderate）しており，固定は TAPP や TEP で大きな M3 の患者において再発を減少させるために推奨される（very low）と記載されている[17]。

　ただし，国内において，TAPPはもちろん，TEPにおいてもメッシュを固定しない施設はほとんどないのが現状である。

　切開法に関しては，International Guidelines[17]で，どの固定法でも再発率や感染率に差はなく，atraumaticな固定により術後早期の疼痛に関しては減る可能性があると記載されている。しかし，推奨度はweakと低く，積極的な推奨はされていない。

　固定が必要ないことが証明されればstaplerやtackerの費用だけ手術材料費は確かに減少するが，手術コスト全体に関する検討は，医療提供者側の要因として固定以外の部分に関する手術手技・術者の手術習熟度・手術時間など，受給者側の要因としてヘルニア病変の程度・生活活動強度などに関する詳細な検討が必要であり，社会的要因として各国における保険制度や社会保障制度下の算定方法の違いもあることから，今回の検討だけでは結論を出すことは難しい。

　不確定要素が多く，成績に明らかな差異が認められないのであれば，経験に基づいた手技を継続することや臨床試験の目的で新しい方法が試行されることは否定されるべきではない。現時点では，どちらが優れている方法なのか明確な根拠を伴った結論が出せない。

表　参考

著者	group 1（固定群）	group 2（非固定群）
Brügger 2012	tk	glue
Buyukasik 2017	tk	none
Chan 2014	tk	glue
Claus 2016	tk（ab）	none
Denham 2019	self fix. mesh ±tk	none
Fortelny 2012	staple	glue
Garg 2011	tk	none
Koch 2006	tk	none
Lau 2005	staple	glue
Li 2017	tk（ab）	none
Lovisetto 2007	staple	glue
Shen 2017	glue	none
Smith 1999	staple	none
Taylor 2008	tk	none
Tolver 2013	tk	glue

tk：tacker，ab：absorbable

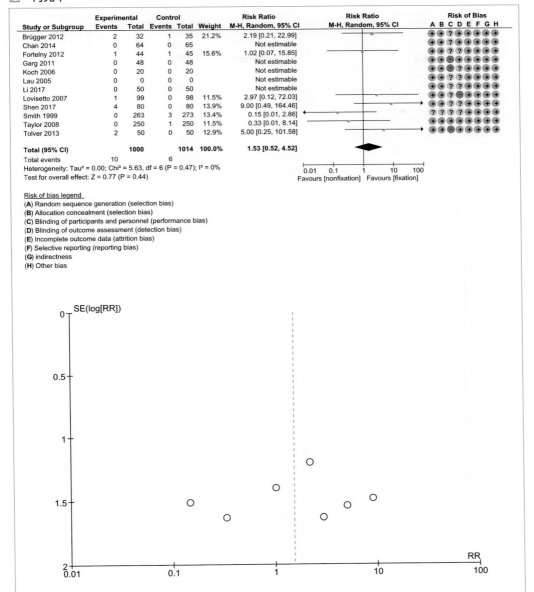

Study or Subgroup	Experimental Events	Total	Control Events	Total	Weight	Risk Ratio M-H, Random, 95% CI
Brügger 2012	2	32	1	35	21.2%	2.19 [0.21, 22.99]
Chan 2014	0	64	0	65		Not estimable
Fortelny 2012	1	44	1	45	15.6%	1.02 [0.07, 15.85]
Garg 2011	0	48	0	48		Not estimable
Koch 2006	0	20	0	20		Not estimable
Lau 2005	0	0	0	0		Not estimable
Li 2017	0	50	0	50		Not estimable
Lovisetto 2007	1	99	0	98	11.5%	2.97 [0.12, 72.03]
Shen 2017	4	80	0	80	13.9%	9.00 [0.49, 164.46]
Smith 1999	0	263	3	273	13.4%	0.15 [0.01, 2.86]
Taylor 2008	0	250	1	250	11.5%	0.33 [0.01, 8.14]
Tolver 2013	2	50	0	50	12.9%	5.00 [0.25, 101.58]
Total (95% CI)		**1000**		**1014**	**100.0%**	**1.53 [0.52, 4.52]**
Total events	10		6			

Heterogeneity: Tau² = 0.00; Chi² = 5.63, df = 6 (P = 0.47); I² = 0%
Test for overall effect: Z = 0.77 (P = 0.44)

Risk of bias legend
(A) Random sequence generation (selection bias)
(B) Allocation concealment (selection bias)
(C) Blinding of participants and personnel (performance bias)
(D) Blinding of outcome assessment (detection bias)
(E) Incomplete outcome data (attrition bias)
(F) Selective reporting (reporting bias)
(G) indirectness
(H) Other bias

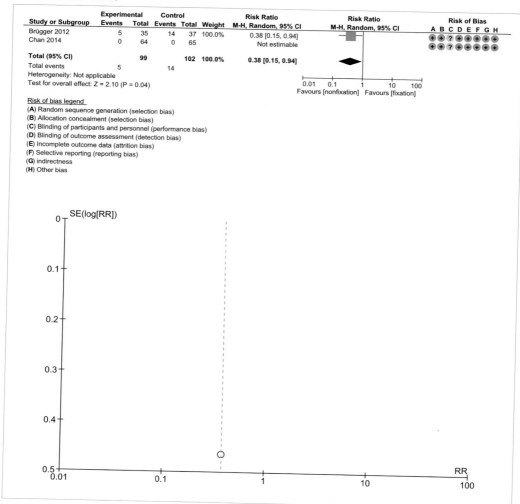

Study or Subgroup	Experimental Events	Total	Control Events	Total	Weight	Risk Ratio M-H, Random, 95% CI
Brügger 2012	5	35	14	37	100.0%	0.38 [0.15, 0.94]
Chan 2014	0	64	0	65		Not estimable
Total (95% CI)		**99**		**102**	**100.0%**	**0.38 [0.15, 0.94]**
Total events	5		14			

Heterogeneity: Not applicable
Test for overall effect: Z = 2.10 (P = 0.04)

Risk of bias legend
(A) Random sequence generation (selection bias)
(B) Allocation concealment (selection bias)
(C) Blinding of participants and personnel (performance bias)
(D) Blinding of outcome assessment (detection bias)
(E) Incomplete outcome data (attrition bias)
(F) Selective reporting (reporting bias)
(G) indirectness
(H) Other bias

図　慢性疼痛（VAS）

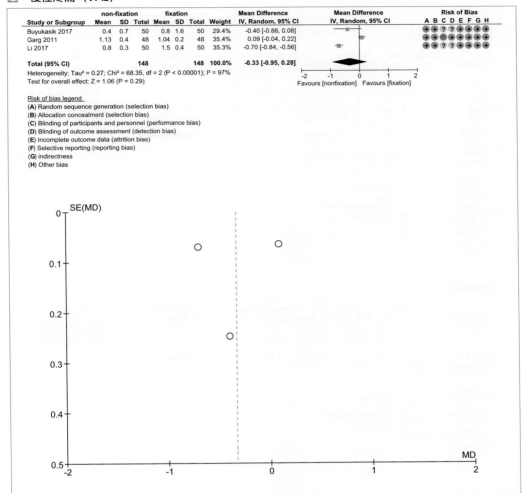

Risk of bias legend
(A) Random sequence generation (selection bias)
(B) Allocation concealment (selection bias)
(C) Blinding of participants and personnel (performance bias)
(D) Blinding of outcome assessment (detection bias)
(E) Incomplete outcome data (attrition bias)
(F) Selective reporting (reporting bias)
(G) indirectness
(H) Other bias

図　再発率

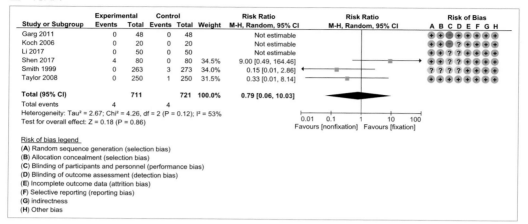

図　慢性疼痛（VAS）

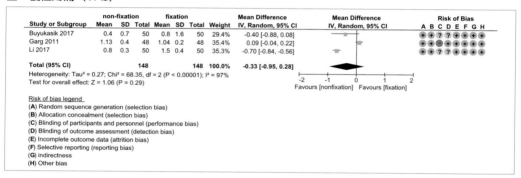

文献

1) Brügger L, Bloesch M, Ipaktchi R, et al. Objective hypoesthesia and pain after transabdominal preperitoneal hernioplasty：a prospective, randomized study comparing tissue adhesive versus spiral tacks. Surg Endosc. 2012；26（4）：1079-85.

2) Buyukasik K, Ari A, Akce B, et al. Comparison of mesh fixation and non-fixation in laparoscopic totally extraperitoneal inguinal hernia repair. Hernia. 2017；21（4）：543-8.

3) Chan MS, Teoh AY, Chan KW, et al. Randomized double-blinded prospective trial of fibrin sealant spray versus mechanical stapling in laparoscopic total extraperitoneal hernioplasty. Ann Surg. 2014；259（3）：432-7.

4) Claus CM, Rocha GM, Campos AC, et al. Prospective, randomized and controlled study of mesh displacement after laparoscopic inguinal repair：fixation versus no fixation of mesh. Surg Endosc. 2016；30（3）：1134-40.

5) Denham M, Johnson B, Leong M, et al. An analysis of results in a single-blinded, prospective randomized controlled trial comparing non-fixating versus self-fixating mesh for laparoscopic inguinal hernia repair. Surg Endosc. 2019；33（8）：2670-9.

6) Fortelny RH, Petter-Puchner AH, May C, et al. The impact of atraumatic fibrin sealant vs. staple mesh fixation in TAPP hernia repair on chronic pain and quality of life：results of a randomized controlled study. Surg Endosc. 2012；26（1）：249-54.

7) Garg P, Nair S, Shereef M, et al. Mesh fixation compared to nonfixation in total extraperitoneal inguinal hernia repair：a randomized controlled trial in a rural center in India. Surg Endosc. 2011；25（10）：3300-6.

8) Koch CA, Greenlee SM, Larson DR, et al. Randomized prospective study of totally extraperitoneal inguinal hernia repair：fixation versus no fixation of mesh. JSLS. 2006；10（4）：457-60.
9) Lau H. Fibrin sealant versus mechanical stapling for mesh fixation during endoscopic extraperitoneal inguinal hernioplasty：a randomized prospective trial. Ann Surg. 2005；242（5）：670-5.
10) Li W, Sun D, Sun Y, et al. The effect of transabdominal preperitoneal（TAPP）inguinal hernioplasty on chronic pain and quality of life of patients：mesh fixation versus non-fixation. Surg Endosc. 2017；31（10）：4238-43.
11) Lovisetto F, Zonta S, Rota E, et al. Use of human fibrin glue（Tissucol）versus staples for mesh fixation in laparoscopic transabdominal preperitoneal hernioplasty：a prospective, randomized study. Ann Surg. 2007；245（2）：222-31.
12) Shen YM, Liu YT, Chen J, et al. Efficacy and safety of NBCA（n-butyl-2-cyanoacrylate）medical adhesive for patch fixation in totally extraperitoneal prosthesis（TEP）：a prospective, randomized, controlled trial. Eur Rev Med Pharmacol Sci. 2017；21（4）：680-6.
13) Smith AI, Royston CM, Sedman PC. Stapled and nonstapled laparoscopic transabdominal preperitoneal（TAPP）inguinal hernia repair. A prospective randomized trial. Surg Endosc. 1999；13（8）：804-6.
14) Taylor C, Layani L, Liew V, et al. Laparoscopic inguinal hernia repair without mesh fixation, early results of a large randomised clinical trial. Surg Endosc. 2008；22（3）：757-62.
15) Tolver MA, Rosenberg J, Juul P, et al. Randomized clinical trial of fibrin glue versus tacked fixation in laparoscopic groin hernia repair. Surg Endosc. 2013；27（8）：2727-33.
16) Bittner R, Montgomery MA, Arregui E, et al. Update of guidelines on laparoscopic（TAPP）and endoscopic（TEP）treatment of inguinal hernia（International Endohernia Society）. Surg Endosc. 2015；29（2）：289-321.
17) HerniaSurge Group. International guidelines for groin hernia management. Hernia. 2018；22（1）：1-165.

CQ 13-3 成人鼠径部ヘルニア手術のメッシュ固定において縫合糸に比べ，セルフグリップやタッカーや接着剤などの固定法は推奨されるか？

answer A　成人鼠径部ヘルニア手術のメッシュ固定において縫合糸に比べ，セルフグリップやタッカーや接着剤などの固定法を推奨する明確な根拠は得られていない。

推奨の方向	エビデンスの確実性
実施しないことを条件付きで推奨する	低 ⊕⊕⊖⊖

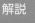

解説　　成人鼠径ヘルニア手術術式はメッシュを用いた方法が広く普及した。メッシュの固定に関しては術式自体の持つ特徴にも関連するが，一般的には固定されないことは稀である。しかし，固定の位置によっては神経損傷を引き起こし疼痛の原因となることも知られている。固定しなくても術後の成績に差異がなければ，リスクを負う固定は避けたいものである。生体に使用可能な接着剤による固定も報告されているが，本邦では未承認である。今回，固定の是非について明確なエビデンスが得られているかどうか科学的に検討する。本検討では検索されたRCTは全てLichtenstein法に関する論文のみでCQ13-1との違いは，13-1が固定法を独自に変更することが許容されるかという点に研究の主眼を置いているのに対して，本13-3の項目は特定のデバイス使用の利点を明らかにする点である。

　　成人鼠径部ヘルニア手術のメッシュ固定において，縫合糸とその他の固定法（セルフグリップ，タッカー，接着剤など）の比較に関する72編のRCTが検索されたが，評価に使用できたのは18編で，全てLichtenstein法における比較検討であった[1-18)]。

重大なアウトカムとして再発率，慢性疼痛，死亡率，重要なアウトカムとして急性疼痛，精巣痛，臓器損傷率，職場復帰または日常生活復帰期間，手術部位感染率，性交痛，血管損傷率，精管損傷率，患者満足度，術後血腫，入院期間，重要でないアウトカムとして術後漿液腫，性機能障害，手術時間，費用，を設定，メタアナリシスが施行できた重大なアウトカムは再発率と慢性疼痛に関する検討のみであった。再発率に関して，縫合糸固定群 1.3 ％（21/1,577 例）に対するその他の固定群 1.3 ％（21/1,574 例）の Risk Ratio（RR）= 1.06 [0.58, 1.93] であり，非縫合糸固定群の優位性は証明されなかった。慢性疼痛に関しても，有無（術後 3 カ月）の評価では縫合糸群 11.8 ％（175/1,489），非縫合糸群 10.7 ％（157/1,468 例）で，非縫合糸群の RR = 0.98 [0.73, 1.31]，VAS 評価（縫合糸群 606 例，非縫合糸群 609 例）では Mean Difference（MD）= 0.15 [-0.01, 0.30] で有意差はなかった。急性疼痛の有無の比較では，縫合糸群 61.3 ％（76/124 例），非縫合糸群 59.8 ％（70/117 例）RR=0.88 [0.54, 1.43]，VAS 比較（縫合糸群 1,233 例，非縫合糸群 1,221 例）の結果は，MD = -0.40 [-0.68, -0.13] で，有意差はないかあったとしても効果の程度はわずかである。

　感染率，精巣痛，術後血腫，患者満足度，といった重要なアウトカムに関しても両群に有意差はなく，効果の程度も少ない。差を認めたのは社会（日常生活）復帰期間（縫合糸群 295 例，非縫合糸群 292 例）：MD= -2.67 [-3.31, -2.02]，仕事・スポーツ復帰期間（縫合糸群 295 例，非縫合糸群 292 例）：MD= -3.33 [-5.03, -1.64] であった。しかし，日常生活復帰という言葉の持つ意味や仕事の内容に関しての詳細な調査が不足しており，急性疼痛における両群間の差が少ないことからもさらなる詳細な検討が必要である。

　本検討でも，比較対象とした Lichtenstein 法が原法と異なる縫合法や縫合糸を用いた検討が含まれていた。しかし，本研究は特定のデバイスによる固定法の正当性を検証することを目的としたため，Lichtenstein 原法の縫合固定法にこだわる意味は少ないと思われるが，あえてコントロール群を Lichtenstein 原法に忠実に施行した研究に限定して，サブグループ解析を施行してみた。

　再発率は，非縫合固定群の RR=0.92 [0.42, 2.03]，慢性疼痛（有無，3 カ月）RR= 1.03 [0.74, 1.41]，慢性疼痛（VAS）MD=0.18 [0.01, 0.34]，急性疼痛（有無）RR= 1.02 [0.74, 1.41]，急性疼痛（VAS）RR=-0.49 [-0.73, -0.25] であり，いずれも有意差がないか差はごくわずかである。一方，全体の解析でも有意な差が認められた日常生活復帰期間 MD=-2.96 [-3.28, -2.64] と仕事復帰期間 MD=-4.32 [-5.48, -3.15] は全体の検討よりわずかながら差が大きくなっている。

　術後急性期の疼痛が少ないという可能性はあるものの，再発率に関しては長期の観察が不可避であり，現時点のデータだけではどちらの方法が優れているか結論が出せない。日常生活の復帰や仕事への復帰に関して非縫合群が良好な結果であるものの急性期疼痛の両群間の差が少ないことと整合性に欠け，術式以外の因子の関与が否定できない。今回のメタアナリシスのみで結論を出すには限界がある。

　International Guidelines[19) では，セルフグリップメッシュは，コスト上昇を招き手術時間以外には利点を認めないため，Lichtenstein 法のメッシュとしては現時点では推奨されていない。また，どの固定法でも再発率や感染率に差はなく，atraumatic な

固定により術後早期の疼痛に関しては減る可能性があると記載されている。しかし，推奨度はweakと低く，積極的な推奨はされていない。

　今後大規模で条件が整った比較検討を行うためにも，臨床研究的な観点からはその他の固定法の実施を否定することはできない。その際には，結果に大きな影響を及ぼす因子の探索や今回主要な評価項目として採用しなかった医療費に関する検討も必要である。

図　再発率

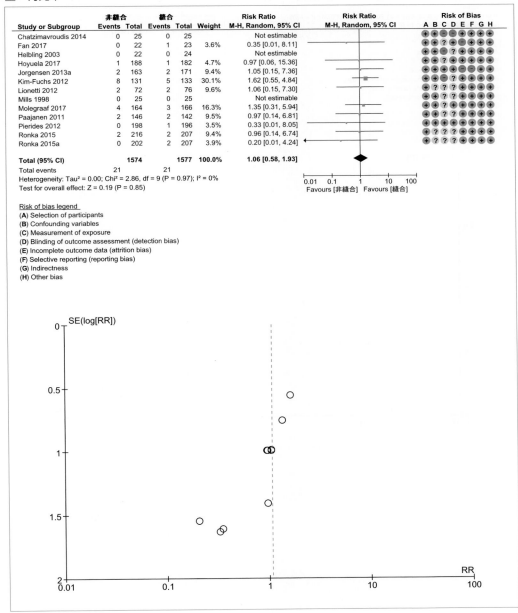

図　慢性疼痛（有無，3カ月）

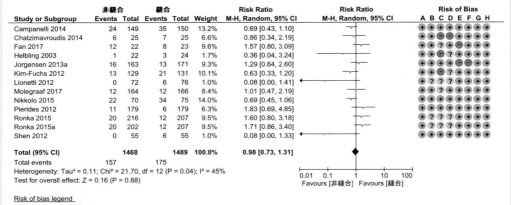

Study or Subgroup	非縫合 Events	Total	縫合 Events	Total	Weight	Risk Ratio M-H, Random, 95% CI
Campanelli 2014	24	149	35	150	13.2%	0.69 [0.43, 1.10]
Chatzimavroudis 2014	6	25	7	25	6.6%	0.86 [0.34, 2.19]
Fan 2017	12	22	8	23	9.6%	1.57 [0.80, 3.09]
Helbling 2003	1	22	3	24	1.7%	0.36 [0.04, 3.24]
Jorgensen 2013a	16	163	13	171	9.3%	1.29 [0.64, 2.60]
Kim-Fuchs 2012	13	129	21	131	10.1%	0.63 [0.33, 1.20]
Lionetti 2012	0	72	6	76	1.0%	0.08 [0.00, 1.41]
Molegraaf 2017	12	164	12	166	8.4%	1.01 [0.47, 2.19]
Nikkolo 2015	22	70	34	75	14.0%	0.69 [0.45, 1.06]
Pierides 2012	11	179	6	179	6.3%	1.83 [0.69, 4.85]
Ronka 2015	20	216	12	207	9.5%	1.60 [0.80, 3.18]
Ronka 2015a	20	202	12	207	9.5%	1.71 [0.86, 3.40]
Shen 2012	0	55	6	55	1.0%	0.08 [0.00, 1.33]
Total (95% CI)		1468		1489	100.0%	0.98 [0.73, 1.31]
Total events	157		175			

Heterogeneity: Tau² = 0.11; Chi² = 21.70, df = 12 (P = 0.04); I² = 45%
Test for overall effect: Z = 0.16 (P = 0.88)

Risk of bias legend
(A) Selection of participants
(B) Confounding variables
(C) Measurement of exposure
(D) Blinding of outcome assessment (detection bias)
(E) Incomplete outcome data (attrition bias)
(F) Selective reporting (reporting bias)
(G) Indirectness
(H) Other bias

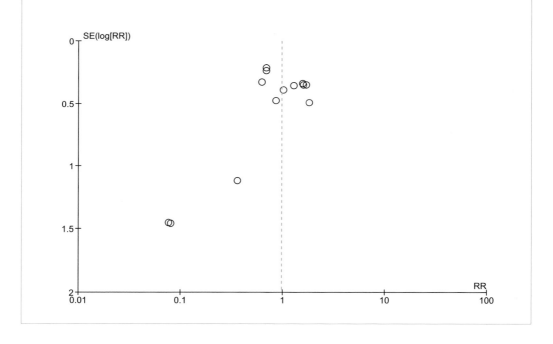

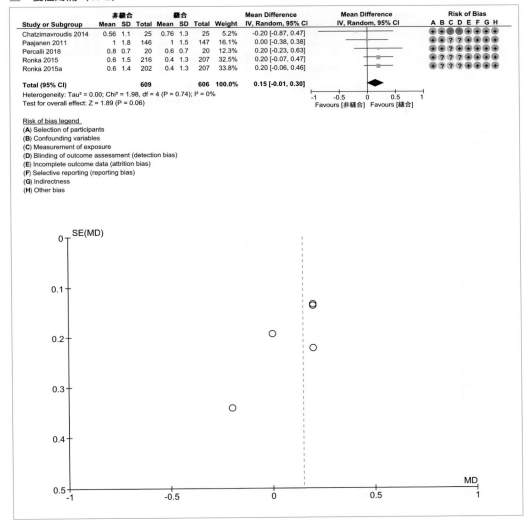

Study or Subgroup	非縫合 Mean	SD	Total	縫合 Mean	SD	Total	Weight	Mean Difference IV, Random, 95% CI
Chatzimavroudis 2014	0.56	1.1	25	0.76	1.3	25	5.2%	-0.20 [-0.87, 0.47]
Paajanen 2011	1	1.8	146	1	1.5	147	16.1%	0.00 [-0.38, 0.38]
Percalli 2018	0.8	0.7	20	0.6	0.7	20	12.3%	0.20 [-0.23, 0.63]
Ronka 2015	0.6	1.5	216	0.4	1.3	207	32.5%	0.20 [-0.07, 0.47]
Ronka 2015a	0.6	1.4	202	0.4	1.3	207	33.8%	0.20 [-0.06, 0.46]
Total (95% CI)			**609**			**606**	**100.0%**	**0.15 [-0.01, 0.30]**

Heterogeneity: Tau² = 0.00; Chi² = 1.98, df = 4 (P = 0.74); I² = 0%
Test for overall effect: Z = 1.89 (P = 0.06)

Favours [非縫合] Favours [縫合]

Risk of bias legend
(A) Selection of participants
(B) Confounding variables
(C) Measurement of exposure
(D) Blinding of outcome assessment (detection bias)
(E) Incomplete outcome data (attrition bias)
(F) Selective reporting (reporting bias)
(G) Indirectness
(H) Other bias

図　急性疼痛（有無）

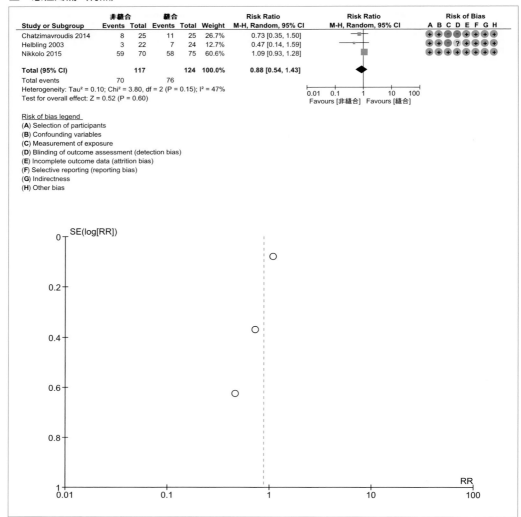

Study or Subgroup	非縫合 Events	非縫合 Total	縫合 Events	縫合 Total	Weight	Risk Ratio M-H, Random, 95% CI
Chatzimavroudis 2014	8	25	11	25	26.7%	0.73 [0.35, 1.50]
Helbling 2003	3	22	7	24	12.7%	0.47 [0.14, 1.59]
Nikkolo 2015	59	70	58	75	60.6%	1.09 [0.93, 1.28]
Total (95% CI)		**117**		**124**	**100.0%**	**0.88 [0.54, 1.43]**
Total events	70		76			

Heterogeneity: Tau² = 0.10; Chi² = 3.80, df = 2 (P = 0.15); I² = 47%
Test for overall effect: Z = 0.52 (P = 0.60)

Risk of bias legend
(A) Selection of participants
(B) Confounding variables
(C) Measurement of exposure
(D) Blinding of outcome assessment (detection bias)
(E) Incomplete outcome data (attrition bias)
(F) Selective reporting (reporting bias)
(G) Indirectness
(H) Other bias

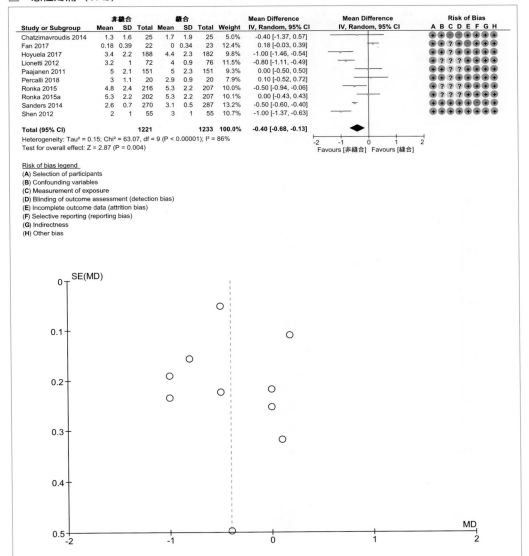

Study or Subgroup	非縫合 Mean	SD	Total	縫合 Mean	SD	Total	Weight	Mean Difference IV, Random, 95% CI
Chatzimavroudis 2014	1.3	1.6	25	1.7	1.9	25	5.0%	-0.40 [-1.37, 0.57]
Fan 2017	0.18	0.39	22	0	0.34	23	12.4%	0.18 [-0.03, 0.39]
Hoyuela 2017	3.4	2.2	188	4.4	2.3	182	9.8%	-1.00 [-1.46, -0.54]
Lionetti 2012	3.2	1	72	4	0.9	76	11.5%	-0.80 [-1.11, -0.49]
Paajanen 2011	5	2.1	151	5	2.3	151	9.3%	0.00 [-0.50, 0.50]
Percalli 2018	3	1.1	20	2.9	0.9	20	7.9%	0.10 [-0.52, 0.72]
Ronka 2015	4.8	2.4	216	5.3	2.2	207	10.0%	-0.50 [-0.94, -0.06]
Ronka 2015a	5.3	2.2	202	5.3	2.2	207	10.1%	0.00 [-0.43, 0.43]
Sanders 2014	2.6	0.7	270	3.1	0.5	287	13.2%	-0.50 [-0.60, -0.40]
Shen 2012	2	1	55	3	1	55	10.7%	-1.00 [-1.37, -0.63]
Total (95% CI)			**1221**			**1233**	**100.0%**	**-0.40 [-0.68, -0.13]**

Heterogeneity: Tau² = 0.15; Chi² = 63.07, df = 9 (P < 0.00001); I² = 86%
Test for overall effect: Z = 2.87 (P = 0.004)

Risk of bias legend
(A) Selection of participants
(B) Confounding variables
(C) Measurement of exposure
(D) Blinding of outcome assessment (detection bias)
(E) Incomplete outcome data (attrition bias)
(F) Selective reporting (reporting bias)
(G) Indirectness
(H) Other bias

図 社会（日常生活）復帰期間

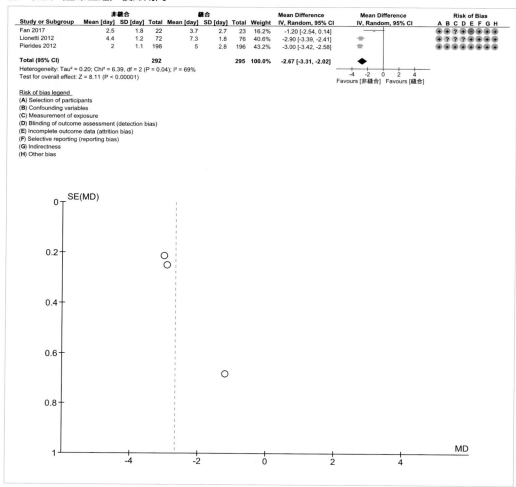

Study or Subgroup	非縫合 Mean [day]	SD [day]	Total	縫合 Mean [day]	SD [day]	Total	Weight	Mean Difference IV, Random, 95% CI
Fan 2017	2.5	1.8	22	3.7	2.7	23	16.2%	-1.20 [-2.54, 0.14]
Lionetti 2012	4.4	1.2	72	7.3	1.8	76	40.6%	-2.90 [-3.39, -2.41]
Pierides 2012	2	1.1	198	5	2.8	196	43.2%	-3.00 [-3.42, -2.58]
Total (95% CI)			292			295	100.0%	-2.67 [-3.31, -2.02]

Heterogeneity: Tau² = 0.20; Chi² = 6.39, df = 2 (P = 0.04); I² = 69%
Test for overall effect: Z = 8.11 (P < 0.00001)

Favours [非縫合] Favours [縫合]

Risk of bias legend
(A) Selection of participants
(B) Confounding variables
(C) Measurement of exposure
(D) Blinding of outcome assessment (detection bias)
(E) Incomplete outcome data (attrition bias)
(F) Selective reporting (reporting bias)
(G) Indirectness
(H) Other bias

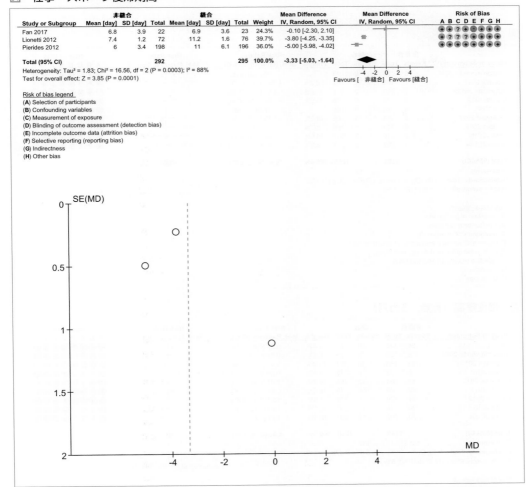

| Study or Subgroup | 非縫合 | | | 縫合 | | | | Mean Difference | Mean Difference | Risk of Bias |
	Mean [day]	SD [day]	Total	Mean [day]	SD [day]	Total	Weight	IV, Random, 95% CI	IV, Random, 95% CI	A B C D E F G H
Fan 2017	6.8	3.9	22	6.9	3.6	23	24.3%	-0.10 [-2.30, 2.10]		+ + ? + + + + +
Lionetti 2012	7.4	1.2	72	11.2	1.6	76	39.7%	-3.80 [-4.25, -3.35]		+ ? ? + + + + +
Pierides 2012	6	3.4	198	11	6.1	196	36.0%	-5.00 [-5.98, -4.02]		+ + + + + + + +
Total (95% CI)			292			295	100.0%	-3.33 [-5.03, -1.64]		

Heterogeneity: Tau² = 1.83; Chi² = 16.56, df = 2 (P = 0.0003); I² = 88%
Test for overall effect: Z = 3.85 (P = 0.0001)

Favours [非縫合] Favours [縫合]

Risk of bias legend
(A) Selection of participants
(B) Confounding variables
(C) Measurement of exposure
(D) Blinding of outcome assessment (detection bias)
(E) Incomplete outcome data (attrition bias)
(F) Selective reporting (reporting bias)
(G) Indirectness
(H) Other bias

図　再発率

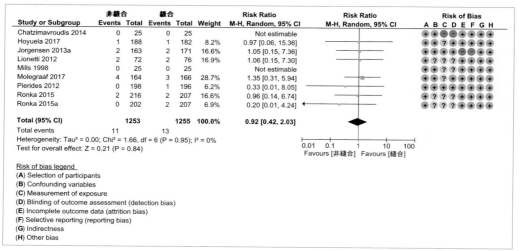

図　慢性疼痛（有無，3カ月）

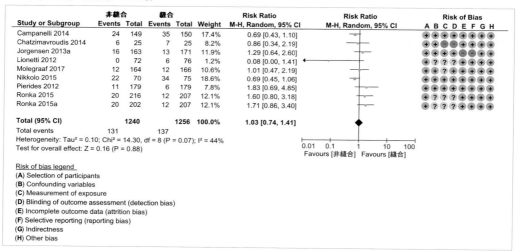

図　慢性疼痛（VAS）

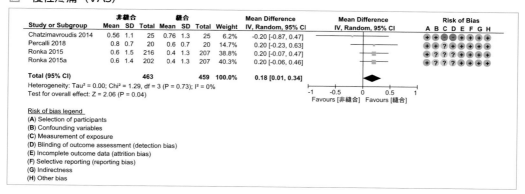

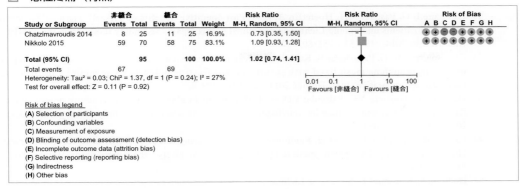

図　急性疼痛（有無）

	非縫合		縫合			Risk Ratio	Risk of Bias
Study or Subgroup	Events	Total	Events	Total	Weight	M-H, Random, 95% CI	A B C D E F G H
Chatzimavroudis 2014	8	25	11	25	16.9%	0.73 [0.35, 1.50]	+ + ⊖ ⊖ + + + +
Nikkolo 2015	59	70	58	75	83.1%	1.09 [0.93, 1.28]	+ + + + + + + +
Total (95% CI)		**95**		**100**	**100.0%**	**1.02 [0.74, 1.41]**	
Total events	67		69				

Heterogeneity: Tau² = 0.03; Chi² = 1.37, df = 1 (P = 0.24); I² = 27%
Test for overall effect: Z = 0.11 (P = 0.92)

Risk of bias legend
(A) Selection of participants
(B) Confounding variables
(C) Measurement of exposure
(D) Blinding of outcome assessment (detection bias)
(E) Incomplete outcome data (attrition bias)
(F) Selective reporting (reporting bias)
(G) Indirectness
(H) Other bias

図　急性疼痛（VAS）

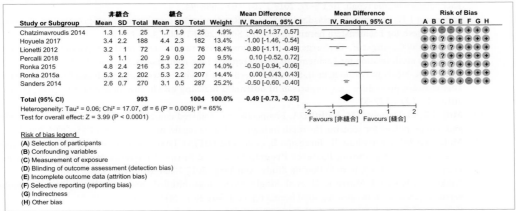

	非縫合			縫合				Mean Difference	Risk of Bias
Study or Subgroup	Mean	SD	Total	Mean	SD	Total	Weight	IV, Random, 95% CI	A B C D E F G H
Chatzimavroudis 2014	1.3	1.6	25	1.7	1.9	25	4.9%	-0.40 [-1.37, 0.57]	+ + ⊖ ⊖ + + + +
Hoyuela 2017	3.4	2.2	188	4.4	2.3	182	13.4%	-1.00 [-1.46, -0.54]	+ + ? + + + + +
Lionetti 2012	3.2	1	72	4	0.9	76	18.4%	-0.80 [-1.11, -0.49]	+ + ? ? + + + +
Percalli 2018	3	1.1	20	2.9	0.9	20	9.5%	0.10 [-0.52, 0.72]	+ + ? + + + + +
Ronka 2015	4.8	2.4	216	5.3	2.2	207	14.0%	-0.50 [-0.94, -0.06]	+ ? ? ? + + + +
Ronka 2015a	5.3	2.2	202	5.3	2.2	207	14.4%	0.00 [-0.43, 0.43]	+ ? ? ? + + + +
Sanders 2014	2.6	0.7	270	3.1	0.5	287	25.2%	-0.50 [-0.60, -0.40]	+ + + + ⊖ + + +
Total (95% CI)			**993**			**1004**	**100.0%**	**-0.49 [-0.73, -0.25]**	

Heterogeneity: Tau² = 0.06; Chi² = 17.07, df = 6 (P = 0.009); I² = 65%
Test for overall effect: Z = 3.99 (P < 0.0001)

Risk of bias legend
(A) Selection of participants
(B) Confounding variables
(C) Measurement of exposure
(D) Blinding of outcome assessment (detection bias)
(E) Incomplete outcome data (attrition bias)
(F) Selective reporting (reporting bias)
(G) Indirectness
(H) Other bias

図　日常生活復帰期間

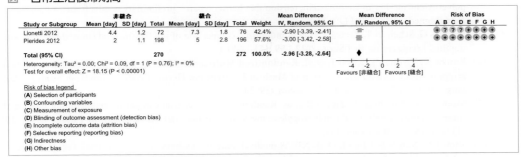

	非縫合			縫合				Mean Difference	Risk of Bias
Study or Subgroup	Mean [day]	SD [day]	Total	Mean [day]	SD [day]	Total	Weight	IV, Random, 95% CI	A B C D E F G H
Lionetti 2012	4.4	1.2	72	7.3	1.8	76	42.4%	-2.90 [-3.39, -2.41]	+ ? ? ? + + + +
Pierides 2012	2	1.1	198	5	2.8	196	57.6%	-3.00 [-3.42, -2.58]	+ + + + + + + +
Total (95% CI)			**270**			**272**	**100.0%**	**-2.96 [-3.28, -2.64]**	

Heterogeneity: Tau² = 0.00; Chi² = 0.09, df = 1 (P = 0.76); I² = 0%
Test for overall effect: Z = 18.15 (P < 0.00001)

Risk of bias legend
(A) Selection of participants
(B) Confounding variables
(C) Measurement of exposure
(D) Blinding of outcome assessment (detection bias)
(E) Incomplete outcome data (attrition bias)
(F) Selective reporting (reporting bias)
(G) Indirectness
(H) Other bias

図　仕事復帰期間

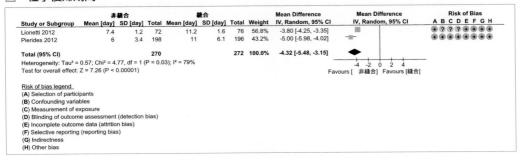

	非縫合			縫合				Mean Difference	Risk of Bias
Study or Subgroup	Mean [day]	SD [day]	Total	Mean [day]	SD [day]	Total	Weight	IV, Random, 95% CI	A B C D E F G H
Lionetti 2012	7.4	1.2	72	11.2	1.6	76	56.8%	-3.80 [-4.25, -3.35]	+ ? ? ? + + + +
Pierides 2012	6	3.4	198	11	6.1	196	43.2%	-5.00 [-5.98, -4.02]	+ + + + + + + +
Total (95% CI)			**270**			**272**	**100.0%**	**-4.32 [-5.48, -3.15]**	

Heterogeneity: Tau² = 0.57; Chi² = 4.77, df = 1 (P = 0.03); I² = 79%
Test for overall effect: Z = 7.26 (P < 0.00001)

Risk of bias legend
(A) Selection of participants
(B) Confounding variables
(C) Measurement of exposure
(D) Blinding of outcome assessment (detection bias)
(E) Incomplete outcome data (attrition bias)
(F) Selective reporting (reporting bias)
(G) Indirectness
(H) Other bias

<table>
<tr><td>文献</td><td>

1) Campanelli G, Pascual MH, Hoeferlin A, et al. Post-operative benefits of Tisseel®/Tissucol®for mesh fixation in patients undergoing Lichtenstein inguinal hernia repair：secondary results from the TIMELI trial. Hernia. 2014；18（5）：751-60.

</td></tr>
</table>

2) Chatzimavroudis G, Papaziogas B, Koutelidakis I, et al. Lichtenstein technique for inguinal hernia repair using polypropylene mesh fixed with sutures vs. self-fixating polypropylene mesh：a prospective randomized comparative study. Hernia. 2014；18（2）：193-8.

3) Damiano G, Gioviale MC, Palumbo VD, et al. Human fibrin glue sealing versus suture polypropylene fixation in Lichtenstein inguinal herniorrhaphy：a prospective observational study. Chirurgia (Bucur). 2014；109（5）：660-3.

4) Fan JKM, Yip J, Foo DCC, et al. Randomized trial comparing self gripping semi re-absorbable mesh （PROGRIP）with polypropylene mesh in open inguinal hernioplasty：the 6 years result. Hernia. 2017；21（1）：9-16.

5) Helbling C, Schlumpf R. Sutureless Lichtenstein：first results of a prospective randomised clinical trial. Hernia. 2003；7（2）：80-4.

6) Hoyuela C, Juvany M, Carvajal F, et al. Randomized clinical trial of mesh fixation with glue or sutures for Lichtenstein hernia repair. Br J Surg. 2017；104（6）：688-94.

7) Jorgensen LN, Sommer T, Assaadzadeh S, et al. Randomized clinical trial of self-gripping mesh versus sutured mesh for Lichtenstein hernia repair. Br J Surg. 2013；100（4）：474-81.

8) Kim-Fuchs C, Angst E, Vorburger S, et al. Prospective randomized trial comparing sutured with sutureless mesh fixation for Lichtenstein hernia repair：long-term results. Hernia . 2012；16（1）：21-7.

9) Lionetti R, Neola B, Dilillo S, et al. Sutureless hernioplasty with light-weight mesh and fibrin glue versus Lichtenstein procedure：a comparison of outcomes focusing on chronic postoperative pain. Hernia. 2012；16（2）：127-31.

10) Mills IW, McDermott IM, Ratliff DA. Prospective randomized controlled trial to compare skin staples and polypropylene for securing the mesh in inguinal hernia repair. Br J Surg. 1998；85（6）：790-2.

11) Molegraaf MJ, Grotenhuis B, Torensma B, et al. The HIPPO Trial, a Randomized Double-blind Trial Comparing Self-gripping Parietex Progrip Mesh and Sutured Parietex Mesh in Lichtenstein Hernioplasty：A Long-term Follow-up Study. Ann Surg. 2017；266（6）：939-45.

12) Nikkolo C, Vaasna T, Murruste M, et al. Single-center, single-blinded, randomized study of self-gripping versus sutured mesh in open inguinal hernia repair. J Surg Res. 2015；194（1）：77-82.

13) Paajanen H, Kössi J, Silvasti S, et al. Randomized clinical trial of tissue glue versus absorbable sutures for mesh fixation in local anaesthetic Lichtenstein hernia repair. Br J Surg. 2011；98（9）：1245-51.

14) Percalli L, Pricolo R, Passalia L, et al. Comparison between self-gripping, semi re-absorbable meshes with polyethylene meshes in Lichtenstein, tension-free hernia repair：preliminary results from a single center. Acta Biomed. 2018；89（1）：72-8.

15) Pierides G, Scheinin T, Remes V, et al. Randomized comparison of self-fixating and sutured mesh in open inguinal hernia repair. Br J Surg. 2012；99（5）：630-6.

16) Rönkä K, Vironen J, Kössi J, et al. Randomized Multicenter Trial Comparing Glue Fixation, Self-gripping Mesh, and Suture Fixation of Mesh in Lichtenstein Hernia Repair (FinnMesh Study). Ann Surg. 2015；262（5）：714-9；discussion 719-20.

17) Sanders DL, Nienhuijs S, Ziprin P, et al. Randomized clinical trial comparing self-gripping mesh with suture fixation of lightweight polypropylene mesh in open inguinal hernia repair. Br J Surg. 2014；101（11）：1373-82；discussion 1382.

18) Shen YM, Sun WB, Chen J, et al. NBCA medical adhesive (n-butyl-2-cyanoacrylate) versus suture for patch fixation in Lichtenstein inguinal herniorrhaphy：a randomized controlled trial. Surgery. 2012；151（4）：550-5.

19) HerniaSurge Group. International guidelines for groin hernia management. Hernia. 2018；22（1）：1-165.

成人-予防的抗菌薬

CQ 14-1　予防的抗菌剤投与はSSI（手術部位感染）を減少させるか？

answer　予防的抗菌剤投与はSSI（手術部位感染）を減少させる。

推奨の方向	エビデンスの確実性
実施することを条件付きで推奨する	非常に低 ⊕⊖⊖⊖

解説　『鼠径部ヘルニア診療ガイドライン2015』では，予防的抗菌剤によるSSIの予防効果は限定的であり，特に，感染リスクの低い症例ではルーチンの予防的抗菌剤の使用を避けることを検討すべきとされた。しかし，その後の報告[1-16]を用いたメタアナリシスでは，エビデンスレベルは非常に低いものの，予防的抗菌剤投与により有意にSSI（手術部位感染）の予防効果が示されているため（抗菌剤投与群は非投与群に比べて，SSI予防効果が有意に高い（RR＝1.68，95%CI＝1.24-2.26）），予防的抗菌剤の投与は有効である。

図　手術部位感染率

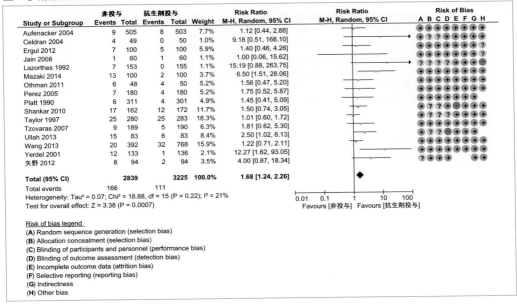

文献

1) Aufenacker TJ, van Geldere D, van Mesdag T, et al. The role of antibiotic prophylaxis in prevention of wound infection after Lichtenstein open mesh repair of primary inguinal hernia : a multicenter double-blind randomized controlled trial. Ann Surg. 2004 ; 240（6）: 955-60 ; discussion 960-1.

2) Celdrán A, Frieyro O, de la Pinta JC, et al. The role of antibiotic prophylaxis on wound infection after mesh hernia repair under local anesthesia on an ambulatory basis. Hernia. 2004 ; 8（1）: 20-2.

3) Ergul Z, Akinci M, Ugurlu C, et al. Prophylactic antibiotic use in elective inguinal hernioplasty in a trauma center. Hernia. 2012 ; 16（2）: 145-51.

4) Jain SK, Jayant M, Norbu C. The role of antibiotic prophylaxis in mesh repair of primary inguinal hernias using prolene hernia system : a randomized prospective double-blind control trial. Trop Doct. 2008 ; 38（2）: 80-2.

5) Lazorthes F, Chiotasso P, Massip P, et al. Local antibiotic prophylaxis in inguinal hernia repair. Surg Gynecol Obstet. 1992 ; 175（6）: 569-70.

6) Mazaki T, Mado K, Masuda H, et al. A randomized trial of antibiotic prophylaxis for the prevention of surgical site infection after open mesh-plug hernia repair. Am J Surg. 2014 ; 207（4）: 476-84.

7) Othman I. Prospective randomized evaluation of prophylactic antibiotic usage in patients undergoing tension free inguinal hernioplasty. Hernia. 2011 ; 15（3）: 309-13.

8) Perez AR, Roxas MF, Hilvano SS. A randomized, double-blind, placebo-controlled trial to determine effectiveness of antibiotic prophylaxis for tension-free mesh herniorrhaphy. J Am Coll Surg. 2005 ; 200（3）: 393-7 ; discussion 397-8.

9) Platt R, Zaleznik DF, Hopkins CC, et al. Perioperative antibiotic prophylaxis for herniorrhaphy and breast surgery. N Engl J Med. 1990 ; 322（3）: 153-60.

10) Shankar VG, Srinivasan K, Sistla SC, et al. Prophylactic antibiotics in open mesh repair of inguinal hernia - a randomized controlled trial. Int J Surg. 2010 ; 8（6）: 444-7.

11) Taylor EW, Byrne DJ, Leaper DJ, et al. Antibiotic prophylaxis and open groin hernia repair. World J Surg. 1997 ; 21（8）: 811-4 ; discussion 814-5.

12) Tzovaras G, Delikoukos S, Christodoulides G, et al. The role of antibiotic prophylaxis in elective tension-free mesh inguinal hernia repair : results of a single-centre prospective randomised trial. Int J Clin Pract. 2007 ; 61（2）: 236-9.

13) Ullah B, Khan SA, Ahmed S, et al. Efficacy of preoperative single dose antibiotic in patients undergoing mesh repair for inguinal hernia. J Ayub Med Coll Abbottabad. 2013 ; 25（1-2）: 103-5.

14) Wang J, Ji G, Yang Z, et al. Prospective randomized, double-blind, placebo controlled trial to evaluate infection prevention in adult patients after tension-free inguinal hernia repair. Int J Clin Pharmacol Ther. 2013 ; 51（12）: 924-31.

15) Yerdel MA, Akin EB, Dolalan S, et al. Effect of single-dose prophylactic ampicillin and sulbactam on wound infection after tension-free inguinal hernia repair with polypropylene mesh : the randomized, double-blind, prospective trial. Ann Surg. 2001 ; 233（1）: 26-33.

16) 矢野秀和, 藤野啓一, 木下学, 他. メッシュを用いた鼠径ヘルニア手術に予防的抗菌薬投与は必要か. 防衛医大誌. 2012 ; 37（4）: 280-6.

成人-麻酔

CQ 15-1 初発片側鼠径部ヘルニアに対する鼠径部切開メッシュ法においてどの麻酔方法が推奨されるか？

answer
初発片側鼠径部ヘルニアに対する鼠径部切開メッシュ法では局所麻酔法が推奨される。ただし局所麻酔が適切でない場合や医療提供体制によってはこの限りではない。

推奨の方向	エビデンスの確実性
条件付きで弱く推奨する	低 ⊕⊕⊖⊖

解説

　死亡率，再発率，慢性疼痛，臓器損傷率，患者満足度，手術部位感染率，急性疼痛，血管損傷率，術後漿液腫・血腫，尿閉，精巣痛を重大なアウトカム，性機能障害，嘔気/嘔吐，職場復帰または日常生活復帰期間，手術時間，入院期間，麻酔費用を重要なアウトカムとして検討を行った。

　複数論文[1-10]により統合検討が可能であったアウトカムは慢性疼痛，手術部位感染率，急性疼痛，術後漿液腫・血腫，尿閉，嘔気/嘔吐，職場復帰または日常生活復帰期間，手術時間，入院期間であった。採用された論文はいずれも質の低いランダム化比較試験であった。

　局所麻酔と比較して全身麻酔，区域麻酔では尿閉（RR＝7.68, 95%CI＝2.10-28.08），嘔気・嘔吐（RR＝2.41, 95%CI＝1.60-3.63）が有意に多い。

　その他のアウトカムでは決断に寄与するほどの大きな差が認められなかった。

　全身麻酔・区域麻酔では尿閉，嘔気・嘔吐のリスクが高く，初発片側鼠径部ヘルニアに対し鼠径部切開メッシュ法において局所麻酔が推奨される。

　本邦では局所麻酔のみで鼠径部切開メッシュ法を実施する施設は比較的少数である。

　局所麻酔アレルギーがある，局所麻酔中に患者の協力が得られない，患者が全身・区域麻酔を希望する場合など，局所麻酔が適切でない場合や，医療提供体制に応じて適切な麻酔方法を選択することが望ましい。

表　Summary of findings

アウトカム	症例数 (研究)	エビデンスの 確実性	相対効果 (95% CI)	予想される絶対効果	
				リスク 局所麻酔	リスク差 区域/全身麻酔
慢性疼痛	1,196 (3 RCT)	⊕⊖⊖⊖ 非常に低 [a,b]	RR 1.01 (0.50〜2.05)	195 per 1,000	2 per 1,000 (−98〜205)
手術部位感染率	1,143 (4 RCT)	⊕⊕⊕⊖ 低 [a]	RR 0.68 (0.38〜1.24)	41 per 1,000	13 per 1,000 (−26〜10)
急性疼痛	1,537 (8 RCT)	⊕⊖⊖⊖ 非常に低 [a,b]	—	平均急性疼痛を 0とした場合	MD +1.91 (1.13〜2.69)
術後漿液腫・血腫	576 (3 RCT)	⊕⊕⊕⊖ 低 [a]	RR 0.77 (0.42〜1.44)	73 per 1,000	−17 per 1,000 (−42〜32)
尿閉	651 (4 RCT)	⊕⊕⊖⊖ 低 [a]	RR 7.68 (2.10〜28.08)	3 per 1,000	21 per 1,000 (4〜86)
嘔気/嘔吐	366 (4 RCT)	⊕⊕⊖⊖ 低 [a]	RR 2.41 (1.60〜3.63)	154 per 1,000	217 per 1,000 (92〜405)
日常生活復帰期間	926 (3 RCT)	⊕⊕⊖⊖ 低 [a]	—	平均日常生活復 帰期間を0とし た場合	MD +1.13 (0.53〜1.73)
手術時間	1,292 (5 RCT)	⊕⊖⊖⊖ 非常に低 [a,b]	—	平均手術時間を 0とした場合	MD −3.39 (−6.52〜−0.26)
入院期間	1,063 (4 RCT)	⊕⊕⊖⊖ 低 [a]	—	平均入院期間を 0とした場合	MD +3.1 (3.02〜3.18)

CI：信頼区間，RR：リスク比，MD：平均差
a. 研究バイアスが高い
b. I2が70〜100％

図　尿閉

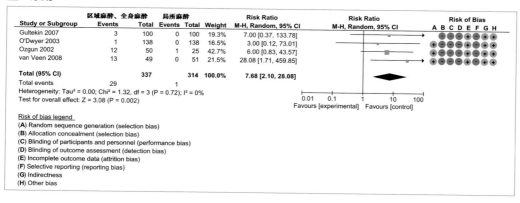

図　嘔気・嘔吐

| Study or Subgroup | 区域麻酔、全身麻酔 | | 局所麻酔 | | | Risk Ratio | Risk Ratio | Risk of Bias |
	Events	Total	Events	Total	Weight	M-H, Random, 95% CI	M-H, Random, 95% CI	A B C D E F G H
Gonullu 2002	4	25	2	25	6.5%	2.00 [0.40, 9.95]		
Nordin 2003	0	0	0	0		Not estimable		
Nordin 2004	31	98	5	40	22.1%	2.53 [1.06, 6.04]		
Ozgun 2002	8	50	1	25	4.1%	4.00 [0.53, 30.23]		
Teasdale 1982	31	50	14	53	67.3%	2.35 [1.43, 3.87]		
Total (95% CI)		**223**		**143**	**100.0%**	**2.41 [1.60, 3.63]**		
Total events	74		22					

Heterogeneity: Tau² = 0.00; Chi² = 0.33, df = 3 (P = 0.96); I² = 0%
Test for overall effect: Z = 4.22 (P < 0.0001)

Favours [experimental]　Favours [control]

Risk of bias legend
(A) Random sequence generation (selection bias)
(B) Allocation concealment (selection bias)
(C) Blinding of participants and personnel (performance bias)
(D) Blinding of outcome assessment (detection bias)
(E) Incomplete outcome data (attrition bias)
(F) Selective reporting (reporting bias)
(G) Indirectness
(H) Other bias

文献

1) Gönüllü NN, Cubukçu A, Alponat A. Comparison of local and general anesthesia in tension-free（Lichtenstein）hernioplasty：a prospective randomized trial. Hernia. 2002；6（1）：29-32.

2) Gultekin FA, Kurukahvecioglu O, Karamercan A, et al. A prospective comparison of local and spinal anesthesia for inguinal hernia repair. Hernia. 2007；11（2）：153-6.

3) Nordin P, Hernell H, Unosson M, et al. Type of anaesthesia and patient acceptance in groin hernia repair：a multicentre randomised trial. Hernia. 2004；8（3）：220-5.

4) Nordin P, Zetterström H, Carlsson P, et al. Cost-effectiveness analysis of local, regional and general anaesthesia for inguinal hernia repair using data from a randomized clinical trial. Br J Surg. 2007；94（4）：500-5.

5) Nordin P, Zetterström H, Gunnarsson U, et al. Local, regional, or general anaesthesia in groin hernia repair：multicentre randomised trial. Lancet. 2003；362（9387）：853-8.

6) O'Dwyer PJ, Serpell MG, Millar K, Paterson C, et al. Local or general anesthesia for open hernia repair：a randomized trial. Ann Surg. 2003；237（4）：574-9.

7) Ozgün H, Kurt MN, Kurt I, et al. Comparison of local, spinal, and general anaesthesia for inguinal herniorrhaphy. Eur J Surg. 2002；168（8-9）：455-9.

8) Poli M, Biscione R, Bacchilega I, et al. Subarachnoid anesthesia vs monitored anesthesia care for outpatient unilateral inguinal herniorrhaphy. Minerva Anestesiol. 2009；75（7-8）：435-42.

9) Teasdale C, McCrum AM, Williams NB, et al. A randomised controlled trial to compare local with general anaesthesia for short-stay inguinal hernia repair. Ann R Coll Surg Engl. 1982；64（4）：238-42.

10) van Veen RN, Mahabier C, Dawson I, et al. Spinal or local anesthesia in lichtenstein hernia repair：a randomized controlled trial. Ann Surg. 2008；247（3）：428-33.

成人-周術期管理と指導

CQ 16-1	鼠径部ヘルニア修復術において, 術直前の血糖コントロールは推奨されるか？
検討方式	コラム

解説　術前の血糖コントロールが, 鼠径部ヘルニア修復術後の短期, 長期予後に与える影響に関するエビデンスは乏しい。周術期の血糖コントロールの期間やタイミング, 目標を評価したランダム化比較試験の報告はなく, EHS のガイドライン[1] でも, 術前の血糖コントロールに関しての言及はない。日本糖尿病学会[2] は, 術前血糖コントロールの目標を, 空腹時血糖 100〜140 mg/dL, または食後血糖 160〜200 mg/dL, 尿糖は 1＋以下, または 1 日の糖質摂取量の 10％以下の尿糖排泄量, 尿ケトン体陰性としている。手術の延期は, 空腹時血糖 200 mg/dL 以上, 食後血糖 300 mg/dL 以上, 尿ケトン体陽性のいずれかで手術の延期を勧めている。また, Centers for Disease Control and Prevention Guideline for the Prevention of Surgical Site Infection, 2017[3] でも, 糖尿病の有無にかかわらず, 周術期の血糖コントロールを実施し, 血糖値の目標値を 200 mg/dL 未満としている。鼠径部ヘルニアの手術においても, これらを参考に外科手術の一つとして, 術前血糖コントロールを施行すべきである。

文献

1) HerniaSurge Group. International guidelines for groin hernia management. Hernia. 2018；22（1）：1-165.
2) 日本糖尿病学会. 糖尿病専門医研修ガイドブック 改訂第8版, p. 411, 診断と治療社, 東京, 2020.
3) Berríos-Torres SI, Umscheid CA, Bratzler DW, et al. Centers for Disease Control and Prevention Guideline for the Prevention of Surgical Site Infection, 2017. JAMA Surg. 2017；152（8）：784-91.

成人−慢性疼痛−予防と治療

CQ
17−1 慢性疼痛の危険因子は何か？

answer
慢性疼痛の危険因子は，女性，50 歳以下の若年者，再発ヘルニア，術後早期疼痛，術前疼痛である。

推奨の方向	エビデンスの確実性
なし	非常に低 ⊕⊖⊖⊖

解説　　鼠径ヘルニア術後慢性疼痛（CPIP）発生率は 0.7〜75% と報告によって非常に幅が広い[1-19]。これは痛みに対する評価法が一定しないためである。CPIP の危険因子を解析した観察研究では，女性[1-10]（男性のリスクが有意に低い：Odds Ratio［OR］=0.67，95%CI=0.49-0.91）（図「男性性別」参照），50 歳以下の若年者[4,11]（OR=2.50，95%CI=1.73-3.61），再発ヘルニア[1,7,12-16]（OR=1.98, 95%CI=1.54-2.56），術後早期疼痛[6,12]（OR=2.53, 95%CI=1.69-3.78），術前疼痛[3,6,13,16,17]（OR=2.73, 95%CI=2.27-3.29）が危険因子として挙げられている。

図　男性性別

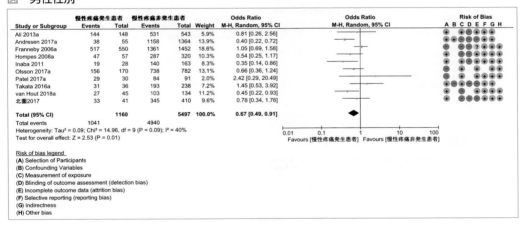

図　50歳以下の若年者

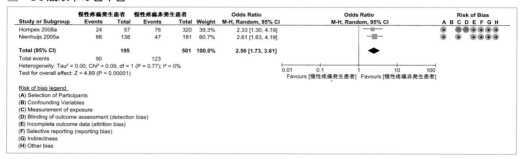

図　再発ヘルニア

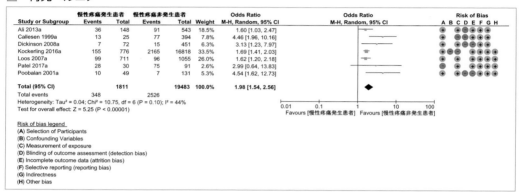

図　術後早期疼痛

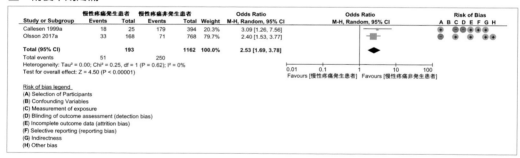

図　術前疼痛

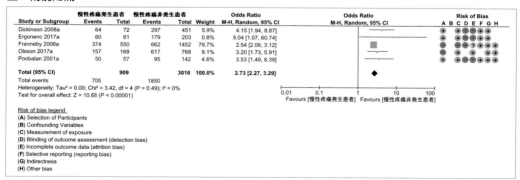

1) Ali SM, Zendejas B, Yadav S, et al. Predictors of chronic groin discomfort after laparoscopic totally extraperitoneal inguinal hernia repair. J Am Coll Surg. 2013；217（1）：72-8.
2) Andresen K, Fenger AQ, Burcharth J, et al. Mesh fixation methods and chronic pain after transabdominal preperitoneal（TAPP）inguinal hernia surgery：a comparison between fibrin sealant and tacks. Surg Endosc. 2017；31（10）：4077-84.
3) Fränneby U, Sandblom G, Nordin P, et al. Risk factors for long-term pain after hernia surgery. Ann Surg. 2006；244（2）：212-9.
4) Hompes R, Vansteenkiste F, Pottel H, et al. Chronic pain after Kugel inguinal hernia repair. Hernia. 2008；12（2）：127-32.
5) Inaba T, Okinaga K, Fukushima R, et al. Chronic pain and discomfort after inguinal hernia repair. Surg Today. 2012；42：825-9.
6) Olsson A, Sandblom G, Fränneby U, et al. Impact of postoperative complications on the risk for chronic groin pain after open inguinal hernia repair. Surgery. 2017；161（2）：509-16.
7) Patel LY, Lapin B, Gitelis ME, et al. Long-term patterns and predictors of pain following laparoscopic inguinal hernia repair：a patient-centered analysis. Surg Endosc. 2017；31（5）：2109-21.
8) Takata H, Matsutani T, Hagiwara N, et al. Assessment of the incidence of chronic pain and discomfort after primary inguinal hernia repair. J Surg Res. 2016；206（2）：391-7.
9) van Hout L, Bökkerink WJV, Ibelings MS, et al. Outcomes of surgery on patients with a clinically inapparent inguinal hernia as diagnosed by ultrasonography. Hernia. 2018；22（3）：525-31.
10) 北薗巌, 千野佳秀, 佐藤功, 他. 術後アンケート調査における腹腔鏡下鼠径ヘルニア修復術（TEP）の長期成績と合併症症例の検討. 日内視鏡外会誌. 2017；22（5）：603-10.
11) Nienhuijs S, Staal E, Keemers-Gels M, et al. Pain after open preperitoneal repair versus Lichtenstein repair：a randomized trial. World J Surg. 2007；31（9）：1751-7.
12) Callesen T, Bech K, Kehlet H. Prospective study of chronic pain after groin hernia repair. Br J Surg. 1999；86（12）：1528-31.
13) Dickinson KJ, Thomas M, Fawole AS, et al. Predicting chronic post-operative pain following laparoscopic inguinal hernia repair. Hernia. 2008；12（6）：597-601.
14) Köckerling F, Koch A, Lorenz R, et al. Open Repair of Primary Versus Recurrent Male Unilateral Inguinal Hernias：Perioperative Complications and 1-Year Follow-up. World J Surg. 2016；40（4）：813-25.
15) Loos MJ, Roumen RM, Scheltinga MR. Chronic sequelae of common elective groin hernia repair. Hernia. 2007；11（2）：169-73.
16) Poobalan AS, Bruce J, Smith WC, et al. A review of chronic pain after inguinal herniorrhaphy. Clin J Pain. 2003；19（1）：48-54.
17) Ergönenç T, Beyaz SG, Özocak H, et al. Persistent postherniorrhaphy pain following inguinal hernia repair：A cross-sectional study of prevalence, pain characteristics, and effects on quality of life. Int J Surg. 2017；46：126-32.

CQ 17-2 慢性疼痛の至適予防法は何か？

answer　慢性疼痛の至適予防法はオンレイメッシュの非固定あるいはfibrin glueの使用である。

推奨の方向	エビデンスの確実性
なし	低 ⊕⊕⊖⊖

解説　11のランダム化比較試験[1-11]のメタアナリシスでは，Lichtenstein法におけるLight-Weight Mesh（LWM）の使用はHeavy-Weight Mesh（HWM）使用と比較し，慢性疼痛発現を抑制しなかった（Risk Ratio［RR］＝0.78, 95% CI＝0.59-1.03）。

　慢性疼痛発生リスクを解析した8つの観察研究では[12-19]，オンレイメッシュの非固

定あるいは fibrin glue の使用は慢性疼痛発現を抑制する結果であった（RR=0.47, 95% CI=0.27-0.82）。しかし fibrin glue は本邦では保険使用が認可されておらず，推奨されない。

イタリア 11 施設を対象とした横断的研究[20]では，三神経を全て確認した場合の術後 6 カ月後の慢性疼痛発現率は 1.3% と全て確認しなかった場合の 4.7% と比較し有意に低率であったと報告している。また三神経のうち，二本以上の未確認および切離は慢性疼痛の独立危険因子であると報告している。一方，単施設における前向き研究では，神経の確認は感覚障害，慢性疼痛，機能障害に影響を与えなかった[21]．これらのメタアナリシスでは，鼠径管内の三神経の確認および温存は慢性疼痛を抑制しなかった（RR=0.30, 95% CI=0.00-20.40）。

全身麻酔下への腹横筋筋膜面（TAP）ブロックや腸骨下腹/腸骨鼠径神経ブロック（IHINB）の併施は慢性疼痛発現を抑制しない[22,23]（RR=0.35, 95% CI=0.07-1.87）。

図　Lichtenstein 法における Light-Weight Mesh （LWM）の使用

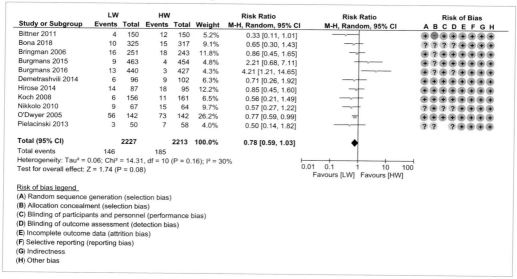

図　オンレイメッシュの非固定あるいは fibrin glue の使用

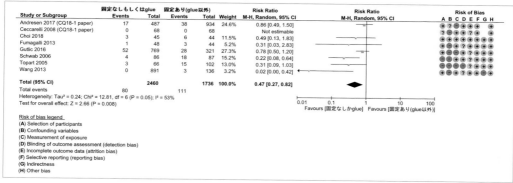

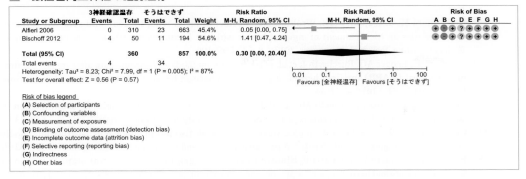

Risk of bias legend
(A) Selection of participants
(B) Confounding variables
(C) Measurement of exposure
(D) Blinding of outcome assessment (detection bias)
(E) Incomplete outcome data (attrition bias)
(F) Selective reporting (reporting bias)
(G) Indirectness
(H) Other bias

図　全身麻酔下への腹横筋筋膜面ブロックの追加

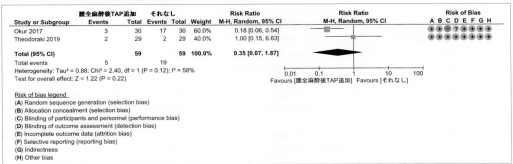

Risk of bias legend
(A) Random sequence generation (selection bias)
(B) Allocation concealment (selection bias)
(C) Blinding of participants and personnel (performance bias)
(D) Blinding of outcome assessment (detection bias)
(E) Incomplete outcome data (attrition bias)
(F) Selective reporting (reporting bias)
(G) Indirectness
(H) Other bias

文献

1) Bittner R, Schmedt CG, Leibl BJ, et al. Early postoperative and one year results of a randomized controlled trial comparing the impact of extralight titanized polypropylene mesh and traditional heavyweight polypropylene mesh on pain and seroma production in laparoscopic hernia repair（TAPP）. World J Surg. 2011；35（8）：1791-7.

2) Bona S, Rosati R, Opocher E, et al. Pain and quality of life after inguinal hernia surgery：a multicenter randomized controlled trial comparing lightweight vs heavyweight mesh（Supermesh Study）. Updates Surg. 2018；70（1）：77-83.

3) Bringman S, Wollert S, Osterberg J, et al. Three-year results of a randomized clinical trial of lightweight or standard polypropylene mesh in Lichtenstein repair of primary inguinal hernia. Br J Surg. 2006；93（9）：1056-9.

4) Burgmans JP, Voorbrood CE, Schouten N, et al. Three-month results of the effect of Ultrapro or Prolene mesh on post-operative pain and well-being following endoscopic totally extraperitoneal hernia repair（TULP trial）. Surg Endosc. 2015；29（11）：3171-8.

5) Burgmans JP, Voorbrood CE, Simmermacher RK, et al. Long-term Results of a Randomized Double-blinded Prospective Trial of a Lightweight（Ultrapro）Versus a Heavyweight Mesh（Prolene）in Laparoscopic Total Extraperitoneal Inguinal Hernia Repair（TULP-trial）. Ann Surg. 2016；263（5）：862-6.

6) Demetrashvili Z, Khutsishvili K, Pipia I, et al. Standard polypropylene mesh vs lightweight mesh for Lichtenstein repair of primary inguinal hernia：a randomized controlled trial. Int J Surg. 2014；12（12）：1380-4.

7) Hirose T, Takayama Y, Komatsu S, et al. Randomized clinical trial comparing lightweight or heavyweight mesh for mesh plug repair of primary inguinal hernia. Hernia. 2014；18（2）：213-9.

8) Koch A, Bringman S, Myrelid P, et al. Randomized clinical trial of groin hernia repair with titanium-coated lightweight mesh compared with standard polypropylene mesh. Br J Surg. 2008；95（10）：1226-31.

9) Nikkolo C, Lepner U, Murruste M, et al. Randomised clinical trial comparing lightweight mesh with heavyweight mesh for inguinal hernioplasty. Hernia. 2010；14（3）：253-8.

10) O'Dwyer PJ, Kingsnorth AN, Molloy RG, et al. Randomized clinical trial assessing impact of a

lightweight or heavyweight mesh on chronic pain after inguinal hernia repair. Br J Surg. 2005；92（2）：166-70.

） Pielacinski K, Szczepanik AB, Wróblewski T. Effect of mesh type, surgeon and selected patients' characteristics on the treatment of inguinal hernia with the Lichtenstein technique. Randomized trial. Wideochir Iinne Tech Maloinwazyjne. 2013；8（2）：99-106.

12） Andresen K, Fenger AQ, Burcharth J, et al. Mesh fixation methods and chronic pain after transabdominal preperitoneal（TAPP）inguinal hernia surgery：a comparison between fibrin sealant and tacks. Surg Endosc. 2017；31（10）：4077-84.

13） Ceccarelli G, Casciola L, Pisanelli MC, et al. Comparing fibrin sealant with staples for mesh fixation in laparoscopic transabdominal hernia repair：a case control-study. Surg Endosc. 2008；22（3）：668-73.

14） Choi BJ, Jeong WJ, Lee SC. Fibrin glue versus staple mesh fixation in single-port laparoscopic totally extraperitoneal inguinal hernia repair：A propensity score-matched analysis. Int J Surg. 2018；53：32-7.

15） Fumagalli Romario U, Puccetti F, Elmore U, et al. Self-gripping mesh versus staple fixation in laparoscopic inguinal hernia repair：a prospective comparison. Surg Endosc. 2013；27（5）：1798-802.

16） Gutlic N, Rogmark P, Nordin P, et al. Impact of Mesh Fixation on Chronic Pain in Total Extraperitoneal Inguinal Hernia Repair（TEP）：A Nationwide Register-based Study. Ann Surg. 2016；263（6）：1199-206.

17） Schwab R, Willms A, Kröger A, et al. Less chronic pain following mesh fixation using a fibrin sealant in TEP inguinal hernia repair. Hernia. 2006；10（3）：272-7.

18） Topart P, Vandenbroucke F, Lozac'h P. Tisseel versus tack staples as mesh fixation in totally extraperitoneal laparoscopic repair of groin hernias：a retrospective analysis. Surg Endosc. 2005；19（5）：724-7.

19） Wang MG, Tian ML, Zhao XF, et al. Effectiveness and safety of n-butyl-2-cyanoacrylate medical adhesive for noninvasive patch fixation in laparoscopic inguinal hernia repair. Surg Endosc. 2013；27（10）：3792-8.

20） Alfieri S, Rotondi F, Di Giorgio A, et al. Influence of preservation versus division of ilioinguinal, iliohypogastric, and genital nerves during open mesh herniorrhaphy：prospective multicentric study of chronic pain. Ann Surg. 2006；243（4）：553-8.

21） Bischoff JM, Aasvang EK, Kehlet H, et al. Does nerve identification during open inguinal herniorrhaphy reduce the risk of nerve damage and persistent pain? Hernia. 2012；16（5）：573-7.

22） Okur O, Tekgul ZT, Erkan N. Comparison of efficacy of transversus abdominis plane block and iliohypogastric/ilioinguinal nerve block for postoperative pain management in patients undergoing inguinal herniorrhaphy with spinal anesthesia：a prospective randomized controlled open-label study. J Anesth. 2017；31（5）：678-85.

23） Theodoraki K, Papacharalampous P, Tsaroucha A, et al. The effect of transversus abdominis plane block on acute and chronic pain after inguinal hernia repair. A randomized controlled trial. Int J Surg. 2019；63：63-70.

CQ 17-3 慢性疼痛に対し手術療法は推奨されるか？

answer 効果は期待できるが，推奨に値するレベルではない。

推奨の方向	エビデンスの確実性
なし	非常に低 ⊕⊖⊖⊖

解説　Lichtenstein法修復術後慢性疼痛患者における神経切除と tender point infiltration の効果を比較したランダム化比較試験[1]では，有効患者数は神経切除の方が3倍（71% vs. 22%, RR=0.38, 95%CI=0.19-0.72, p=0.03）であった。ただし，本研究以外に神経切除と他の治療法を比較した研究はなく，推奨度の判断はできない。

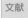 1) Verhagen T, Loos MJA, Scheltinga MRM, et al. The GroinPain Trial：A Randomized Controlled Trial of Injection Therapy Versus Neurectomy for Postherniorraphy Inguinal Neuralgia. Ann Surg. 2018；267（5）：841-5.

成人−再発鼠径ヘルニア

<table>
<tr><td>CQ
18-1</td><td>腹膜前腔の広い剥離を伴う前方切開鼠径部ヘルニア修復術後の再発鼠径ヘルニアに対し，鼠径部切開法と腹腔鏡はどちらが推奨されるか？</td></tr>
</table>

検討方式	コラム

解説　死亡率，再発率，慢性疼痛，臓器損傷率，患者満足度，手術部位感染率，急性疼痛，血管損傷率，睾丸摘出率を重大なアウトカム，術後漿液腫・血腫，尿閉，睾丸痛，虚血性睾丸炎発生率，職場復帰または日常生活復帰期間，術式変更率（conversion rate），手術時間，入院期間を重要なアウトカムとして論文検索を実施したが，統合研究が可能な質の高い研究は認められなかった。

　国際ガイドライン[1]，欧州ガイドライン[2]では前方切開法後の再発には腹腔鏡を，腹腔鏡後の再発には前方切開法を推奨している。国外では前方切開法として主にLichtenstein 法が実施されており，再発手術時に癒着がほとんどないと考えられる手術法を選択する方がより安全な手術と考えられているためである。EAES ガイドライン[3]ではエキスパートオピニオンとして再発鼠径ヘルニアに対し再度腹腔鏡手術を行うことはハイレベルの経験を持つ外科医のみが実施可能なオプションであるとされている。

　本邦では Lichtenstein 法がそれほど普及しておらず，これまで鼠径部切開メッシュ法として Plug 法，Bilayer 法，TIPP 法，Kugel 法など多様な術式が実施されてきた。このうち Kugel 法は前方切開後方アプローチ法であり鼠径管内の癒着は軽度と考えられ，Kugel 法後の再発では腹腔鏡手術後の再発と同様に鼠径部切開メッシュ法が望ましい。Plug法は腹膜前腔の広範剥離を伴わないため，再発時には腹腔鏡による手術が初発とほぼ同様に実施することが可能な場合が多い。一方，Bilayer 法，TIPP 法は鼠径管を開放し腹膜前腔の広範剥離を伴う前方切開鼠径部ヘルニア修復術でこれらの術式後の再発ではどのアプローチ法であっても初発手術と同様の手術は困難である。

　腹膜前腔の広い剥離を伴う前方切開鼠径部ヘルニア修復術後では，前回手術操作により癒着や正常解剖が破壊されていることから，神経損傷，血管損傷，精管損傷，膀胱損傷，慢性疼痛，睾丸萎縮などのリスクが高まる。L 型，M 型，F 型など再発形式を確実に診断するために審査腹腔鏡で再発形式，癒着の程度を同定する，前方切開の術中に腹圧をかけて膨隆を確認するなどの術中診断オプションが考えられる。腹膜前腔の広い剥離を伴う前方切開鼠径部ヘルニア修復術後の再発鼠径ヘルニアでは，ヘルニア手術に造詣の深い外科医が個々の症例に応じ，患者と十分議論したうえで適切な術式を選択することが望ましい。

文献

1) HerniaSurge Group. International guidelines for groin hernia management. Hernia. 2018；22（1）：1-165.
2) Muysoms FE, Miserez M, Berrevoet F, et al. Classification of primary and incisional abdominal wall hernias. Hernia. 2009；13（4）：407-14.
3) Poelman MM, van den Heuvel B, Deelder JD, et al. EAES Consensus Development Conference on endoscopic repair of groin hernias. Surg Endosc. 2013；27（10）：3505-19.

成人-鼠径部ヘルニアの緊急手術

CQ 19-1 嵌頓・絞扼性鼠径部ヘルニアにおける修復術においてメッシュによる修復術は推奨されるか？

answer　現時点で嵌頓・絞扼性鼠径部ヘルニア修復術にメッシュを使用するかしないかどちらか一方の術式を強く推奨する結論は導けない。

推奨の方向	エビデンスの確実性
なし	非常に低 ⊕⊖⊖⊖

解説　現在，鼠径部ヘルニアにはメッシュを用いたtension freeの術式が選択されることがほとんどである。一方で，我々外科医にとって，嵌頓・絞扼性鼠径部ヘルニア修復術に人工物であるメッシュを使用することは，Surgical Site Infection（SSI）およびメッシュ感染等の感染コントロールが最大の懸念事項であろう。感染のみならず，嵌頓・絞扼性鼠径部ヘルニアは，腸閉塞や腸管壊死を伴うことがあり，死亡率や術後合併症の評価も重要である。現在までに報告されたRCTが4編[1-4]，システマティック・レビュー1編[5]がある。これらRCTのメタアナリシスを施行したが，そもそも嵌頓・絞扼性鼠経部ヘルニアを対象とした研究は少なく，さらに合併症を併発した症例数は限られるため，エビデンスレベルは低いことを最初に述べさせていただく。死亡率はメッシュの使用の有無との関係は認められない（RR=1.42，95％CI=0.55-3.69）。さらに，再発は，メッシュを使用した方が少ないが，有意差を統計学的に証明することはできなかった。（RR=0.14，95％CI=0.01-2.64）SSIを含む周術期合併症においても差は認められない結果であった。Hassenら[5]の唯一のシステマティック・レビューでは，「メッシュ修復法は成人の絞扼性鼠径部ヘルニア治療の良い選択肢である。」と結論づけているが，エビデンスレベルは同様に低い。

　Atilaら[6]，前向きコホート研究として，腸管穿孔などにより明らかに汚染された症例を除いた嵌頓鼠径部ヘルニアに対して，腸切除群（n=14）と腸切除なし群（n=81）に対するメッシュを用いた鼠径部ヘルニアの治療成績を報告した。その結果，嵌頓・絞扼鼠径部ヘルニアはメッシュを用いて安全に修復することができ，腸管壊死があっても創感染や再発率は許容範囲内であることを示した。Yangら[7]，SSIを惹起する細菌の検討を行い，以前から指摘されていた皮膚の常在菌である*Staphylococcus aureus*や*Staphylococcus epidermidis*などの黄色ブドウ球菌に加えて，腸管由来の*Escherichia coli*らが原因であると報告した。すなわち，嵌頓・絞扼性鼠径部ヘルニアにおいては，腸管からの細菌感染が疑われる症例にはメッシュを使用すべきでないとした。これらの報告は，嵌頓・絞扼性鼠径部ヘルニアにおいて腸切除が必要でない症例，およびたとえ腸切除が必要であっても，ヘルニア嚢内が穿孔などに

より汚染されていない症例に対しては，メッシュの使用は許容され，腸管穿孔例またはヘルニア嚢内の混濁した腹水や膿性腹水貯留症例など，明らかな感染が疑われる症例には使用すべきでないと結論付けている。

　しかしながら，利益と不利益の大きさについては不確実であり，現時点で嵌頓・絞扼性鼠径部ヘルニアに対して，通常の鼠径部ヘルニア同様，メッシュを用いたtension freeの術式を選択すべきであると明言できるような，十分なエビデンスはないと判断した。このことを証明するには，質の高い大規模なRCTが必要である。

文献

1) Duan SJ, Qiu SB, Ding NY, et al. Prosthetic Mesh Repair in the Emergency Management of Acutely Strangulated Groin Hernias with Grade I Bowel Necrosis：A Rational Choice. Am Surg. 2018；84（2）：215-9.
2) Elsebae MM, Nasr M, Said M. Tension-free repair versus Bassini technique for strangulated inguinal hernia：A controlled randomized study. Int J Surg. 2008；6（4）：302-5.
3) Karaca AS, Karaca SO, Çapar M, et al. Is Graft Use Safe in Emergency Inguinal Hernia Repair? J Clin Anal Med. 2016；7（2）：236-9.
4) Panda N, Ghoshal DP, Das S, et al. Lichtenstein's mesh versus Bassini tissue repair technique for obstructed inguinal hernia：a controlled randomized study. Eur Surg. 2012；44：314-8.
5) Hentati H, Dougaz W, Dziri C. Mesh repair versus non-mesh repair for strangulated inguinal hernia：systematic review with meta-analysis. World J Surg. 2014；38（11）：2784-90.
6) Atila K, Guler S, Inal A, et al. Prosthetic repair of acutely incarcerated groin hernias：a prospective clinical observational cohort study. Langenbecks Arch Surg. 2010；395（5）：563-8.
7) Yang L, Wang H, Liang X, et al. Bacteria in hernia sac：an important risk fact for surgical site infection after incarcerated hernia repair. Hernia. 2015；19（2）：279-83.

CQ 19-2 嵌頓・絞扼性鼠径部ヘルニアにおける修復術において鼠径部切開法に比べて腹腔鏡手術は推奨されるか？

answer

嵌頓・絞扼性鼠径部ヘルニアに対する腹腔鏡手術は，鼠径部切開法と比較し，再発率は低く，周術期合併症も低い可能性もあるが，現時点ではどちらが推奨されるかの結論は導けない。

推奨の方向	エビデンスの確実性
研究に限定した推奨	非常に低 ⊕⊖⊖⊖

解説

　嵌頓・絞扼性鼠径部ヘルニアに対する初回手術術式に関して，腹腔鏡手術と鼠径部切開法のどちらが優れているかを明らかにできるエビデンスレベルの高い論文はない。3本の後方視的観察研究[1-3]のメタアナリシスを行うと，腹腔鏡手術の方が，再発率が低く，漿液腫以外の術後合併症が少なく，術後在院日数も短いが，手術時間は長いという結果である。しかし，この結果だけで，腹腔鏡手術を推奨することはできない。

　嵌頓・絞扼性鼠径部ヘルニアに対する腹腔鏡下手術の術式は，ヘルニア嚢から腹腔鏡を挿入して，腹腔内を観察し腸管の状態を評価するHernioscopy法[4,5]，TAPP法[6-8]，TEP法[9,10]，またはその両方を合わせて，最初に経腹的にヘルニアの診断および腸管虚血による腸切除の必要性を評価した後に，腹膜前ヘルニア形成術を行うTAPP法とTEP法を組み合わせた報告[11,12]もあり様々である。また，腹腔鏡下手術

では，術中所見で腸管の壊死によりメッシュ感染が懸念される場合には，腹膜閉鎖だけを初回手術で行い，2期的にメッシュを用いたヘルニア根治術を施行する術式への変更も可能である[8]。いずれも，良好な治療成績を報告しているが，RCTは行われておらず，鼠径部切開法が否定されるものでは決してない。EHSガイドライン[13]でも，未解決の問題であるとされ，今後のRCTが必要とされている。今後，大規模なRCTが行われた場合には，術式選択が変更される可能性があるため，研究に限定した推奨とした。

文献

1) Chihara N, Suzuki H, Sukegawa M, et al. Is the Laparoscopic Approach Feasible for Reduction and Herniorrhaphy in Cases of Acutely Incarcerated/Strangulated Groin and Obturator Hernia? : 17-Year Experience from Open to Laparoscopic Approach. J Laparoendosc Adv Surg Tech A. 2019 ; 29 (5) : 631-7.

2) Yang GP, Chan CT, Lai EC, et al. Laparoscopic versus open repair for strangulated groin hernias : 188 cases over 4 years. Asian J Endosc Surg. 2012 ; 5 (3) : 131-7.

3) Matsuda A, Miyashita M, Matsumoto S, et al. Laparoscopic transabdominal preperitoneal repair for strangulated inguinal hernia. Asian J Endosc Surg. 2018 ; 11 (2) : 155-9.

4) Lin E, Wear K, Tiszenkel HI. Planned reduction of incarcerated groin hernias with hernia sac laparoscopy. Surg Endosc. 2002 ; 16 (6) : 936-8.

5) Morris-Stiff G, Hassn A. Hernioscopy : a useful technique for the evaluation of incarcerated hernias that retract under anaesthesia. Hernia. 2008 ; 12 (2) : 133-5.

6) Ishihara T, Kubota K, Eda N, et al. Laparoscopic approach to incarcerated inguinal hernia. Surg Endosc. 1996 ; 10 (11) : 1111-3.

7) Rebuffat C, Galli A, Scalambra MS, et al. Laparoscopic repair of strangulated hernias. Surg Endosc. 2006 ; 20 (1) : 131-4.

8) Yokoyama T, Kobayashi A, Kikuchi T, et al. Transabdominal preperitoneal repair for obturator hernia. World J Surg. 2011 ; 35 (10) : 2323-7.

9) Saggar VR, Sarangi R. Endoscopic totally extraperitoneal repair of incarcerated inguinal hernia. Hernia. 2005 ; 9 (2) : 120-4.

10) Ferzli G, Shapiro K, Chaudry G, et al. Laparoscopic extraperitoneal approach to acutely incarcerated inguinal hernia. Surg Endosc. 2004 ; 18 (2) : 228-31.

11) Ng KC, Wong KW, Mok FP. An early experience of a novel technique : "no touch approach" preperitoneal hernioplasty for the incarcerated inguinal hernia. J Laparoendosc Adv Surg Tech A. 2010 ; 20 (10) : 851-5.

12) Hoffman A, Leshem E, Zmora O, et al. The combined laparoscopic approach for the treatment of incarcerated inguinal hernia. Surg Endosc. 2010 ; 24 (8) : 1815-8.

13) HerniaSurge Group. International guidelines for groin hernia management. Hernia. 2018 ; 22 (1) : 1-165.

成人-トレーニングとラーニングカーブ

CQ 20-1　外科医の経験によって手術成績に違いはあるか？

検討方式	コラム

解説

　外科医の経験による手術結果に関する報告は，腹腔鏡手術しかない。多くの検討において，術者の経験によって手術時間は減少する[1-4]と報告されている。また，合併症や再発に関しては，外科医の経験の増加によって減少するという報告[2,4,5]や，TEPにおいて経験により他の手術方法へのconversion率が減少したという報告[2]がある。

　しかし，経験のある内視鏡外科医の下であれば合併症や再発率は変化がなかったという報告[1]や，適切な指導医の介入があれば経験の浅い研修医でも長期的な結果は良好であるという報告[6]があり，合併症や再発に関しては熟練した指導者の下であれば結果は変わらない可能性がある。

　さらに，低侵襲手術であるreduced port surgeryに関しては，単孔式手術のSILS-TEP[7]や，細径鉗子を使用したneedlescopic TAPP[8]において，外科医の経験によって手術時間は短縮するが，合併症率や再発率は経験による差がなかったと報告されている。

文献

1) Bökeler U, Schwarz J, Bittner R, et al. Teaching and training in laparoscopic inguinal hernia repair (TAPP)：impact of the learning curve on patient outcome. Surg Endosc. 2013；27（8）：2886-93.
2) Feliu-Palà X, Martin-Gómez M, Morales-Conde S, et al. The impact of the surgeon's experience on the results of laparoscopic hernia repair. Surg Endosc. 2001；15（12）：1467-70.
3) Lim JW, Lee JY, Lee SE, et al. The learning curve for laparoscopic totally extraperitoneal herniorrhaphy by moving average. J Korean Surg Soc. 2012；83（2）：92-6.
4) Leibl BJ, Schmedt CG, Schwarz J, et al. A single institution's experience with transperitoneal laparoscopic hernia repair. Am J Surg. 1998；175（6）：446-51；discussion 452.
5) Voitk AJ. The learning curve in laparoscopic inguinal hernia repair for the community general surgeon. Can J Surg. 1998；41（6）：446-50.
6) Zendejas B, Onkendi EO, Brahmbhatt RD, et al. Long-term outcomes of laparoscopic totally extraperitoneal inguinal hernia repairs performed by supervised surgical trainees. Am J Surg. 2011；201（3）：379-83；discussion 383-4.
7) Wakasugi M, Nakahara Y, Hirota M, et al. Learning curve for single-incision laparoscopic totally extraperitoneal inguinal hernia repair. Asian J Endosc Surg. 2019；12（3）：301-5.
8) Wada H, Kimura T, Kawabe A, et al. Laparoscopic transabdominal preperitoneal inguinal hernia repair using needlescopic instruments：a 15-year, single-center experience in 317 patients. Surg Endosc. 2012；26（7）：1898-902.

鼠径部切開法および腹腔鏡下ヘルニア修復術の learning curve はどれくらいか？

検討方式	コラム

解説

腹腔鏡下鼠径ヘルニア手術の learning curve に関しては多くの報告がある。

TAPP の手術時間の learning curve は 14～65 例[1-4]，合併症は 40～50 例[3,4]，再発は 40 例[4] で安定すると報告されている。

TEP に関しては，手術時間は 13～80 例[1,5-11]，conversion 率は 30 例[5]，再発は 30～40 例[5,12]，入院期間は 20 例[6] でプラトーに達したと報告されている。また，TEP においては，他の手術法へ convert しないための解剖の知識と手術のピットフォールを得るのに最低 20 例必要[13] であると述べられている。さらに，外科医 4 名の TEP 3,432 例の報告で，手術の conversion 率は 250 例で，手術時間と術後合併症は 450 例で安定化したという learning curve が非常に長い報告もある[14]。

2018 年に発表された鼠径ヘルニアの International Guidelines では，欧州ヘルニア学会のガイドラインをもとに腹腔鏡手術の臨界期は 30～50 例で，learning curve は 50～100 例と記載されている[15]。

低侵襲手術の SILS-TEP では，指導医の下では，手術時間の learning curve は 40 例という報告があり[16]，通常の TEP とほとんど相違はない。

近年，米国で手術件数が増加しているロボット支援下手術（Robot TAPP）では手術時間の learning curve は 43 例と報告されており[17]，これも従来の腹腔鏡下鼠径ヘルニア手術と変わりがない。

鼠径部切開法の learning curve に関する報告は少ないが，Lichtenstein 法では手術時間は指導医の下で約 40 例[18] で，Kugel 法では 40～60 例で手術時間が安定し，50 例で再発が減少するという報告[19] がある。

文献

1) Bansal VK, Krishna A, Misra MC, et al. Learning Curve in Laparoscopic Inguinal Hernia Repair：Experience at a Tertiary Care Centre. Indian J Surg. 2016；78（3）：197-202.
2) Bracale U, Merola G, Sciuto A, et al. Achieving the Learning Curve in Laparoscopic Inguinal Hernia Repair by TAPP：A Quality Improvement Study. J Invest Surg. 2019；32（8）：738-45.
3) Voitk AJ. The learning curve in laparoscopic inguinal hernia repair for the community general surgeon. Can J Surg. 1998；41（6）：446-50.
4) Edwards CC 2nd, Bailey RW. Laparoscopic hernia repair：the learning curve. Surg Laparosc Endosc Percutan Tech. 2000；10（3）：149-53.
5) Wright D, O'Dwyer PJ. The learning curve for laparoscopic hernia repair. Semin Laparosc Surg. 1998；5（4）：227-32.
6) Choi YY, Kim Z, Hur KY. Learning curve for laparoscopic totally extraperitoneal repair of inguinal hernia. Can J Surg. 2012；55（1）：33-6.
7) Lau H, Patil NG, Yuen WK, et al. Learning curve for unilateral endoscopic totally extraperitoneal（TEP）inguinal hernioplasty. Surg Endosc. 2002；16（12）：1724-8.
8) Lim JW, Lee JY, Lee SE, et al. The learning curve for laparoscopic totally extraperitoneal herniorrhaphy by moving average. J Korean Surg Soc. 2012；83（2）：92-6.
9) Mathur S, Lin SYS. The learning curve for laparoscopic inguinal hernia repair：a newly qualified surgeon perspective. J Surg Res. 2016；205（1）：246-51.
10) Suguita FY, Essu FF, Oliveira LT, et al. Learning curve takes 65 repetitions of totally extraperitoneal laparoscopy on inguinal hernias for reduction of operating time and complications. Surg Endosc. 2017；

31（10）：3939-45.

11）新田敏勝, 木下隆, 藤井研介, 他. 腹腔鏡下鼠径ヘルニア修復術（TEP）習得におけるトレーニングの検討. 日ヘルニア会誌. 2016；3（1）：3-7.

12）Haidenberg J, Kendrick ML, Meile T, et al. Totally extraperitoneal (TEP) approach for inguinal hernia：the favorable learning curve for trainees. Curr Surg. 2003；60（1）：65-8.

13）Hasbahceci M, Basak F, Acar A, et al. A New Proposal for Learning Curve of TEP Inguinal Hernia Repair：Ability to Complete Operation Endoscopically as a First Phase of Learning Curve. Minim Invasive Surg. 2014；2014：528517.

14）Schouten N, Simmermacher RKJ, van Dalen T, et al. Is there an end of the "learning curve" of endoscopic totally extraperitoneal (TEP) hernia repair? Surg Endosc. 2013；27（3）：789-94.

15）HerniaSurge Group. International guidelines for groin hernia management. Hernia. 2018；22（1）：1-165.

16）Wakasugi M, Nakahara Y, Hirota M, et al. Learning curve for single-incision laparoscopic totally extraperitoneal inguinal hernia repair. Asian J Endosc Surg. 2019；12（3）：301-5.

17）Proietti F, La Regina D, Pini R, et al. Learning curve of robotic-assisted transabdominal preperitoneal repair (rTAPP) for inguinal hernias. Surg Endosc. 2021；35（12）：6643-6649.

18）Merola G, Cavallaro G, Iorio O, et al. Learning curve in open inguinal hernia repair：a quality improvement multicentre study about Lichtenstein technique. Hernia. 2020；24（3）：651-9.

19）大原泰宏, 細井良枝, 淺野博, 他. 若手外科医の Kugel 法の治療成績. 日ヘルニア会誌. 2018；4（1）：3-9.

成人-専門施設とヘルニア専門医

CQ 21-1 鼠径ヘルニア手術における専門医および専門施設とは何か？

検討方式	コラム

解説

　ヘルニア手術を専門とする施設は，先行例[1,2]に続き世界中に次々と出現していった[3-5]。しかし専門施設あるいは専門医は確たる定義がなされていないのが現状である。最近ドイツおよびイタリアにてそれらを学会で認定しようとするシステムが提案され，その機運が高まっている[6-8]。どちらも内容は類似しており3段階の認証レベルを有している。症例数，医師や施設の基準，教育的そして学術的業績などから第一レベルでは専門医を，第二レベルは専門施設を，そして第三レベルでは高度専門研究施設をそれぞれ規定している。また，ヘルニア手術の複数術式の実施と患者へのテーラーメード対応が可能であることを求めている。今後の参考になろう。

　ヘルニア手術に習熟しているのが専門医の条件となろうが，熟練の域に達するのに必要となる実際の経験数は確たるものはない。しかし，いくつかの報告では鼠径部切開法では50〜63例[9-11]が必要，腹腔鏡下鼠径ヘルニア修復術（LIHR）では100〜400例[4]が必要であり鼠径部切開法に比べ必要な経験数が明らかに多いとされている。専門医の手術成績については，その成績が良いとの報告が散見されるものの明確な優位性は必ずしも証明されていない。Lichtenstein手術などで，専門の熟練者と一般外科医やレジデントの間には明確は手術成績の差は認められないとの報告がある[12]。しかし，LIHRは経験数が少ないほど手術時間が長く再発が多いとされている[13-15]。

　ハイボリューム施設とローボリューム施設で比較すると，初回ヘルニア手術例の場合は手術例数と手術成績の間に明確な相関は認められなかった[6,15]。しかし，ハイボリュームセンターはヘルニア手術の中でも複雑手術とLIHRにおいて成績が良好であると考えられている[16,17]。なお複雑手術は再発例，慢性疼痛およびメッシュ感染例などがあげられている。これに対して，International Guidlines[16]では個人の経験数の方が，施設の症例数より手術成績に影響が大きいことが弱く推奨されている。専門施設は，深い臨床経験はもちろん積極的なトレーニング，教育，学術的科学研究が必要でこれらがヘルニア手術を発展させるであろう。

文献

1) Glassow F. Short-stay surgery（Shouldice technique）for repair of inguinal hernia. Ann R Coll Surg Engl. 1976；58（2）：133-9.
2) Lichtenstein IL, Shulman AG. Ambulatory outpatient hernia surgery. Including a new concept, introducing tension-free repair. Int Surg. 1986；71（1）：1-4.
3) Ozyaylali I, Ersoy E, Yazicioglu D, et al. Founding the first hernia center in Turkey. Hernia. 2008；12（2）：117-20.

4) Raigani S, De Silva GS, Criss CN, et al. The impact of developing a comprehensive hernia center on the referral patterns and complexity of hernia care. Hernia. 2014；18（5）：625-30.

5) Williams KB, Belyansky I, Dacey KT, et al. Impact of the establishment of a specialty hernia referral center. Surg Innov. 2014；21（6）：572-9.

6) Stabilini C, Cavallaro G, Bocchi P, et al. Defining the characteristics of certified hernia centers in Italy：The Italian society of hernia and abdominal wall surgery workgroup consensus on systematic reviews of the best available evidences. Int J Surg. 2018；54（Pt A）：222-35.

7) Köckerling F, Berger D, Jost JO. What is a Certified Hernia Center? The Example of the German Hernia Society and German Society of General and Visceral Surgery. Front Surg. 2014；1：26.

8) Köckerling F, Sheen AJ, Berrevoet F, et al. Accreditation and certification requirements for hernia centers and surgeons：the ACCESS project. Hernia. 2019；23（2）：185-203.

9) Papandria D, Rhee D, Ortega G, et al. Assessing trainee impact on operative time for common general surgical procedures in ACS-NSQIP. J Surg Educ. 2012；69（2）：149-55.

10) Abdelrahman T, Long J, Egan R, et al. Operative experience vs. competence：a curriculum concordance and learning curve analysis. J Surg Educ. 2016；73（4）：694-8.

11) Ravindran R, Bruce J, Debnath D, et al. A United Kingdom survey of surgical technique and handling practice of inguinal canal structures during hernia surgery. Surgery. 2006；139（4）：523-6.

12) Shulman AG, Amid PK, Lichtenstein IL. A survey of non-expert surgeons using the open tension-free mesh patch repair for primary inguinal hernias. Int Surg. 1995；80（1）：35-6.

13) El-Dhuwaib Y, Corless D, Emmett C, et al. Laparoscopic versus open repair of inguinal hernia：a longitudinal cohort study. Surg Endosc. 2013；27（3）：936-45.

14) Neumayer L, Giobbie-Hurder A, Jonasson O, et al. Open mesh versus laparoscopic mesh repair of inguinal hernia. N Engl J Med. 2004；350（18）：1819-27.

15) Bökeler U, Schwarz J, Bittner R, et al. Teaching and training in laparoscopic inguinal hernia repair（TAPP）：impact of the learning curve on patient outcome. Surg Endosc. 2013；27（8）：2886-93.

16) HerniaSurge Group. International guidelines for groin hernia management. Hernia. 2018；22（1）：1-165.

17) Raigani S, De Silva GS, Criss CN, et al. The impact of developing a comprehensive hernia center on the referral patterns and complexity of hernia care. Hernia. 2014；18（5）：625-30.

成人-コスト

<table>
<tr><td rowspan="2">CQ
22-1</td><td>初発片側鼠径ヘルニアの予定手術において，鼠径部切開メッシュ法と腹腔鏡手術ではどちらが直接コスト，長期コストの面で推奨されるか？</td></tr>
</table>

検討方式	コラム

解説

　死亡率，再発率，慢性疼痛，臓器損傷率，手術部位感染率，血管損傷率を重大なアウトカム，術後漿液腫・血腫，尿閉，入院費用，職場復帰または日常生活復帰期間，術式変更率，入院期間，手術費用，麻酔費用を重要なアウトカムとして論文検索を実施した。医療技術によって得られる効果を発生した費用とともに考慮した本邦の論文はなかった。

　米国・英国で行われた医療経済評価のシステマティック・レビュー2編が認められた。いずれも，健康状態の効用値（健康価値）で重みづけした値を用いており，完全な健康の効用値を1，死亡を0とし，1年間の健康状態を0〜1で示す質調整生存年（QALY：Quality Adjusted Life Year）[1]と増分費用効果比（ICER：Incremental Cost-Effectiveness Ratio）[1]を用いて評価された。

　英国の検討[2]では，腹腔鏡手術は，早期社会復帰が可能で，痛みやしびれの持続，手術部位感染，血腫発生が少なかったが，手術時間は長く，臓器損傷（特に膀胱）などの重篤な合併症の発生率が高かった。腹腔鏡手術，鼠径部切開メッシュ法ともメッシュ感染は非常に稀で，再発率には明らかな差はなかった。これらの結果をもとに医療経済評価を実施したところ，腹腔鏡下手術はLichtenstein法に比べて医療費が高く，英国で行われた研究では患者1人当たり300〜350ポンドのコスト増と推定され，5年後の推定値でも患者1人あたり100〜200ポンド以上のコスト増となった。一日あたりの日常生活の生産性コストは86〜130ポンドで，早期職場復帰による生産性コストを含めると，腹腔鏡手術と鼠径部切開メッシュ法との間のコスト差は解消された。

　片側鼠径ヘルニアでは，ベースケース分析と感度分析で，Lichtenstein法が最も低コストな手術であったが，腹腔鏡手術よりもQALYが低く，感度分析では慢性疼痛としびれが最もコストに寄与していた。

　米国の検討[3]では，各種データベースと51のランダム化比較試験から150万件を超えるヘルニア修復術について調査された。①腹腔鏡下手術（LR），②鼠径部切開メッシュ法（OM），③鼠径部切開非メッシュ法（ONM），④経過観察の4つの治療戦略をモデル化し，手術費用や合併症を含めてQALYとICERを用いて評価された。

　経過観察と比較して，1 QALYあたりの増分費用は，LRで605ドル（4,086ドル，9.04QALYs），OMで697ドル（4,290ドル，8.975QALYs），ONMで1,711ドル（6,200ドル，8.546QALYs）で，腹腔鏡手術が費用対効果に最も優れている結果となった。

感度分析で，費用対効果比に影響を与える 2 つの主要な要素は，外来施設の費用と再発率であり，LR の外来施設費用が 5,526 ドルの場合，OM と比較した LR の ICER は 50,000 ドル/QALY の閾値を超え，費用対効果がないことが示された。

2 つのシステマティック・レビューからみると，腹腔鏡手術は鼠径部切開メッシュ法と比較して費用対効果で少なくとも同等以上の結果を示しているが，再発を含めた合併症や外来施設使用料が一定水準を超えると費用対効果がない。

本邦における保険制度は皆保険であり，今回採用されたエビデンスはいずれも海外のデータをもとにしており，社会保障制度も大きく異なる。残念ながら鼠径部ヘルニア修復術における本邦の経済学的エビデンスは認められず，本 CQ に対し推奨を導くだけのエビデンスは不足していると言わざるを得ない。

【質調整生存年（QALY：Quality Adjusted Life Year）】

生存期間に QOL（Quality of Life）値を乗じることにより得られる。QOL 値が 1 は完全な健康を，0 は死亡を表す。QOL 値 0.6 の健康状態で 2 年間生存した場合，生存年（Life Year：LY）は 2 年だが，0.6 × 2 ＝ 1.2 QALY（完全に健康な状態で 1.2 年生存したのと同じ価値）と計算される。時間とともに QOL 値が変化する場合，QOL 値の経時変化をあらわす曲線下面積が獲得できる QALY となる。

【増分費用効果比（ICER：Incremental Cost-Effectiveness Ratio）】

2 群間の期待費用差を 2 群間の期待効果で除した値で，B 群と比較した A 群の ICER は以下の式で求められる。

$$ICER = \frac{IC}{IE} = \frac{C_A - C_B}{E_A - E_B}$$

IC：増分費用，IE：増分効果，C_A：A 群の期待費用，C_B：B 群の期待費用，E_A：A 群の期待効果，E_B：B 群の期待効果

参考情報：
2002 年 1£ ＝ 188 円，2002 年 1$ ＝ 125 円。

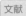文献

1) 福田敬, 白岩健, 池田俊也, 他.【保健医療における費用対効果の評価方法と活用】医療経済評価研究における分析手法に関するガイドライン. 保健医療科学. 2013；62（6）：625-40.
2) McCormack K, Wake B, Prez J, et al. Laparoscopic surgery for inguinal hernia repair：systematic review of effectiveness and economic evaluation. Health Technol Assess. 2005；9（14）：1-203.
3) Stylopoulos N, Gazelle GS, Rattner DW. A cost--utility analysis of treatment options for inguinal hernia in 1,513,008 adult patients. Surg Endosc. 2003；17（2）：180-9.

成人-症例登録

CQ 23-1 症例登録において追跡調査は可能か？

検討方式	コラム

解説 　本邦でも，2021 年 4 月より，National Clinical Database（NCD）登録を利用して，新たな鼠径部ヘルニア症例の登録が開始される。今までは，最低限の入力しかなされなかったが，時を同じくして，日本ヘルニア学会 2021 年版鼠径部ヘルニア分類（新 JHS 分類）（p. 24，図 1 参照）も，European Hernia Society（EHS）の分類に準じたものに変更され，世界的に通用する内容となった。本邦の症例データがより詳細に蓄積され，今後の治療に役立つものと期待される。世界の主要な Hernia の Registry は，Americas Hernia Society Quality Collaboration Registry（AHSQC）アメリカ[1]，Club Hernie（CH）フランス[2]，Danish Hernia Database（DHDB）デンマーク[3-5]，Eura Hernia Society（EuraHS）ベルギー，Herniamed ドイツ・オーストリア・スイス[6-10]，Swedish Hernia Registry（SHR）スウェーデン[11, 12] の 6 つがある。それぞれの Registry は，出資の母体も違えば，登録方法，follow UP の方法まで様々である。その中でも，DHDB は国が運営母体であり，また参加義務がある唯一の Registry である。デンマークは，患者の社会保障番号を用いて，登録患者を紐づけしているため，初回の手術を受けた病院以外で治療を受けても，Registry では社会保障番号から再発したことが解り，治療内容も登録されることになる。SHR も公的資金で運用されており，患者と社会保障番号で紐づけされている。しかしながら，Registry への参加の義務はない。これを反映して，DHDB 関連の業績は多数認められ，術後経過もきちんと追跡できている。その他に，CH では Registry から，術後 1 年，2 年，5 年で電話アンケートが行われる。また Herniamed では術後 1 年，2 年，5 年にアンケート郵送されて，再登録がなされる。それぞれ追跡調査方法が違うが，DHDB 100 ％，SHR 90 ％以上，Herniamed 85％以上，CH 85 ％以上，EuraHS 50 ％以上，AHSQC 術後 30 日で 90 ％，その後は患者個人による登録である[13]。本邦における，他疾患の追跡調査は既に行われており，NCD を利用した登録方法も他領域で行われている。しかしながら，執刀医と病院に登録を依頼する形であること，また鼠径部ヘルニアは良性疾患であり，通院期間が短く長期の追跡調査が悪性疾患よりも困難であることを考えると，追跡調査の方法に工夫が必要である。しかしながら，他の国では良好な追跡調査が行われており，本邦の医療体制に合致した方法が施行できれば，追跡調査も可能であると期待したい。

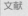

1）Belyansky I, Tsirline VB, Klima DA, et al. Prospective, comparative study of postoperative quality of life in TEP, TAPP, and modified Lichtenstein repairs. Ann Surg. 2011；254（5）：709-14；discussion 714-5.

2）Romain B, Gillion JF, Ortega-Deballon P, et al. Patient's satisfaction at 2 years after groin hernia repair：any difference according to the technique? Hernia. 2018；22（5）：801-12.

3）Bay-Nielsen M, Perkins FM, Kehlet H. Pain and functional impairment 1 year after inguinal herniorrhaphy：a nationwide questionnaire study. Ann Surg. 2001；233：1-7.

4）Bay-Nielsen M, Kehlet H, Strand L, et al. Quality assessment of 26,304 herniorrhaphies in Denmark：a prospective nationwide study. Lancet. 2001；358（9288）：1124-8.

5）Friis-Andersen H, Bisgaard T. The Danish Inguinal Hernia database. Clin Epidemiol. 2016；8：521-4.

6）Droeser RA, Dell-Kuster S, Kurmann A, et al. Long-term follow-up of a randomized controlled trial of Lichtenstein's operation versus mesh plug repair for inguinal hernia. Ann Surg. 2014；259（5）：966-72.

7）Köckerling F, Bittner R, Jacob DA, et al. TEP versus TAPP：comparison of the perioperative outcome in 17,587 patients with a primary unilateral inguinal hernia. Surg Endosc. 2015；29（12）：3750-60.

8）Köckerling F, Koch A, Lorenz R, et al. How Long Do We Need to Follow-Up Our Hernia Patients to Find the Real Recurrence Rate? Front Surg. 2015；2：24.

9）Köckerling F, Bittner R, Adolf D, et al. Seroma following transabdominal preperitoneal patch plasty（TAPP）：incidence, risk factors, and preventive measures. Surg Endosc. 2018；32（5）：2222-31.

10）Köckerling F, Bittner R, Kofler M, et al. Lichtenstein Versus Total Extraperitoneal Patch Plasty Versus Transabdominal Patch Plasty Technique for Primary Unilateral Inguinal Hernia Repair：A Registry-based, Propensity Score-matched Comparison of 57,906 Patients. Ann Surg. 2019；269（2）：351-7.

11）Gutlic N, Gutlic A, Petersson U, et al. Randomized clinical trial comparing total extraperitoneal with Lichtenstein inguinal hernia repair（TEPLICH trial）. Br J Surg. 2019；106（7）：845-55.

12）Wefer A, Gunnarsson U, Fränneby U, et al. Patient-reported adverse events after hernia surgery and socio-economic status：A register-based cohort study. Int J Surg. 2016；35：100-3.

13）Kyle-Leinhase I, Köckerling F, Jørgensen LN, et al. Comparison of hernia registries：the CORE project. Hernia. 2018；22（4）：561-75.

成人-鼠径部ヘルニアの
健康アウトカムと質評価

CQ 24-1　鼠径ヘルニア手術評価のために必要なアウトカムは何か？

検討方式	コラム

解説　手術の評価としては，手術時間[1-5]，出血量[2]，術中合併症[2,4,6-9]，手術のconversion 率[2,4]，尿閉（術後の尿道カテーテル留置）[10]，術後の疼痛（Visual Analogue Scale, Numerical Rating Scaleなど）[3,6,7,11-14]，術後鎮痛剤の使用量[13]と使用期間[3]，術後の感 覚障害や違和感[10,11,15]，術後入院期間[4,8]，通常の日常生活までの復帰期間[3,7,10,13]，仕事 開始までの復帰期間[3,12]，術後の回復（QOL）[14]，患者の満足度[15]，そして術後合併 症[1,2,4,6-8,12,13,15-19]，さらに慢性疼痛[12,13,15,20-23]，メッシュの異物感[12,16]と再発[6-8,11,13,15-17,19,21,24,25]， 再入院率[8]が用いられる。

　術後の日常生活の質の尺度としては，以前より使用されているSF-36（8つの尺度： 身体機能，日常役割機能（身体），体の痛み，全体的健康感，活力，社会生活機能， 日常役割機能（精神），心の健康）[3,6,10,13,20,21]やSF-12（SF-36から選択された12項目 の縮小版）[7,26]が使用されている。

　また，2008年にCarolinas Laparoscopic and Advanced Surgeryから報告された Carolinas Comfort Scale（CCS）は，メッシュを使用した鼠径ヘルニア手術患者の術 後の生活の質を調査するために開発され[27]，多くの研究が報告されている[3,8,16]。CCS は，SF-36よりヘルニア手術患者特有の生活の質と満足度を適切に評価できるとさ れ，現在，米国19州で，また28言語に翻訳され40カ国以上で使用されている[28]。

　その他に，2011年にStaerkleとVilligerが開発したCore Outcome Measurements Index（COMI）[29]は，鼠径ヘルニア手術後の患者の結果を多角的に評価できるツール として使用されている[23]。

　さらに，2016年にThe European Registry for Abdominal Wall Hernias（EuraHS）か ら報告されたEuraHS-QoL score[30]はヘルニア手術の術前，術後の疼痛，活動制限， 審美的不満を尺度として作成されており，欧州でヘルニア手術の評価に用いられてい る[31]。

　その他のヘルニア術後患者のアウトカムの調査として，Inguinal Pain Questionnaire[32]， Activities Assessment Scale[33]，Surgical Pain Sales[34]など多くのものがあり，それぞ れの指標を評価検討した報告[35]がある。

　また，医療コストに関しては，手術費用[13]，手術時の入院費用を含めた医療費[9]， 合併症や再発による再入院，再手術まで含めた医療費[36]，仕事の休業などの社会的費 用も含めた総費用[37]などの比較検討がある。

1) Buckley FP 3rd, Vassaur H, Monsivais S, et al. Comparison of outcomes for single-incision laparoscopic inguinal herniorrhaphy and traditional three-port laparoscopic herniorrhaphy at a single institution. Surg Endosc. 2014；28（1）：30-5.

2) Schwab JR, Beaird DA, Ramshaw BJ, et al. After 10 years and 1903 inguinal hernias, what is the outcome for the laparoscopic repair? Surg Endosc. 2002；16（8）：1201-6.

3) Ujiki MB, Gitelis ME, Carbray J, et al. Patient-centered outcomes following laparoscopic inguinal hernia repair. Surg Endosc. 2015；29（9）：2512-9.

4) Zendejas B, Cook DA, Bingener J, et al. Simulation-based mastery learning improves patient outcomes in laparoscopic inguinal hernia repair：a randomized controlled trial. Ann Surg. 2011；254（3）：502-9；discussion 509-11.

5) Jackson TD, Wannares JJ, Lancaster RT, et al. Does speed matter? The impact of operative time on outcome in laparoscopic surgery. Surg Endosc. 2011；25（7）：2288-95.

6) Bhangu A, Singh P, Pinkney T, et al. A detailed analysis of outcome reporting from randomised controlled trials and meta-analyses of inguinal hernia repair. Hernia. 2015；19（1）：65-75.

7) Champault G, Torcivia A, Paolino L, et al. A self-adhering mesh for inguinal hernia repair：preliminary results of a prospective, multicenter study. Hernia. 2011；15（6）：635-41.

8) Vigneswaran Y, Gitelis M, Lapin B, et al. Elderly and octogenarian cohort：Comparable outcomes with nonelderly cohort after open or laparoscopic inguinal hernia repairs. Surgery. 2015；158（4）：1137-43；discussion 1143-4.

9) Lawrence K, McWhinnie D, Goodwin A, et al. Randomised controlled trial of laparoscopic versus open repair of inguinal hernia：early results. BMJ. 1995；311（7011）：981-5.

10) Hudak KE, Frelich MJ, Rettenmaier CR, et al. Surgery duration predicts urinary retention after inguinal herniorrhaphy：a single institution review. Surg Endosc. 2015；29（11）：3246-50.

11) Criss CN, Gish N, Gish J, et al. Outcomes of Adolescent and Young Adults Receiving High Ligation and Mesh Repairs：A 16-Year Experience. J Laparoendosc Adv Surg Tech A. 2018；28（2）：223-8.

12) Kalra T, Soni RK, Sinha A. Comparing Early Outcomes using Non Absorbable Polypropylene Mesh and Partially Absorbable Composite Mesh through Laparoscopic Transabdominal Preperitoneal Repair of Inguinal Hernia. J Clin Diagn Res. 2017；11（8）：PC13-6.

13) Kingsnorth AN, Bowley DM, Porter C. A prospective study of 1000 hernias：results of the Plymouth Hernia Service. Ann R Coll Surg Engl. 2003；85（1）：18-22.

14) Ma H, Tang J, White PF, et al. Perioperative rofecoxib improves early recovery after outpatient herniorrhaphy. Anesth Analg. 2004；98（4）：970-5, table of contents.

15) Hallén M, Bergenfelz A, Westerdahl J. Laparoscopic extraperitoneal inguinal hernia repair versus open mesh repair：long-term follow-up of a randomized controlled trial. Surgery. 2008；143（3）：313-7.

16) Williams KB, Bradley JF 3rd, Wormer BA, et al. Postoperative quality of life after open transinguinal preperitoneal inguinal hernia repair using memory ring or three-dimensional devices. Am Surg. 2013；79（8）：786-93.

17) Geis WP, Crafton WB, Novak MJ, et al. Laparoscopic herniorrhaphy：results and technical aspects in 450 consecutive procedures. Surgery. 1993；114（4）：765-72；discussion 772-4.

18) Abi-Haidar Y, Sanchez V, Itani KM. Risk factors and outcomes of acute versus elective groin hernia surgery. J Am Coll Surg. 2011；213（3）：363-9.

19) Antoniou SA, Pointner R, Granderath FA. Current treatment concepts for groin hernia. Langenbecks Arch Surg. 2014；399（5）：553-8.

20) Fortelny RH, Petter-Puchner AH, May C, et al. The impact of atraumatic fibrin sealant vs. staple mesh fixation in TAPP hernia repair on chronic pain and quality of life：results of a randomized controlled study. Surg Endosc. 2012；26（1）：249-54.

21) Koning GG, de Vries J, Borm GF, et al. Health status one year after TransInguinal PrePeritoneal inguinal hernia repair and Lichtenstein's method：an analysis alongside a randomized clinical study. Hernia. 2013；17（3）：299-306.

22) Lundström KJ, Holmberg H, Montgomery A, et al. Patient-reported rates of chronic pain and recurrence after groin hernia repair. Br J Surg. 2018；105（1）：106-12.

23) Mommers EHH, Hünen DRM, van Hout JCHM, et al. Patient-reported outcomes (PROs) after total extraperitoneal hernia repair (TEP). Hernia. 2017；21（1）：45-50.

24) Murphy BL, Zhang J, Ubl DS, et al. Surgical trends of groin hernia repairs performed for recurrence in medicare patients. Hernia. 2019；23（4）：677-83.

25) Gopal SV, Warrier A. Recurrence after groin hernia repair-revisited. Int J Surg. 2013；11（5）：374-7.

26) Quail J, Spence D, Hannon M. Perioperative Gabapentin Improves Patient-Centered Outcomes After Inguinal Hernia Repair. Mil Med. 2017；182（11）：e2052-5.
27) Heniford BT, Walters AL, Lincourt AE, et al. Comparison of generic versus specific quality-of-life scales for mesh hernia repairs. J Am Coll Surg. 2008；206（4）：638-44.
28) Heniford BT, Lincourt AE, Walters AL, et al. Carolinas Comfort Scale as a Measure of Hernia Repair Quality of Life：A Reappraisal Utilizing 3788 International Patients. Ann Surg. 2018；267（1）：171-6.
29) Staerkle RF, Villiger P. Simple questionnaire for assessing core outcomes in inguinal hernia repair. Br J Surg. 2011；98（1）：148-55.
30) Muysoms FE, Vanlander A, Ceulemans R, et al. A prospective, multicenter, observational study on quality of life after laparoscopic inguinal hernia repair with ProGrip laparoscopic, self-fixating mesh according to the European Registry for Abdominal Wall Hernias Quality of Life Instrument. Surgery. 2016；160（5）：1344-57.
31) Pielaciński K, Puła B, Wróblewski T, et al. Totally extraperitoneal inguinal hernia repair with or without fixation leads to similar results. Outcome of randomized prospective trial. Wideochir Inne Tech Maloinwazyjne. 2020；15（1）：1-10.
32) Fränneby U, Gunnarsson U, Andersson M, et al. Validation of an Inguinal Pain Questionnaire for assessment of chronic pain after groin hernia repair. Br J Surg. 2008；95（4）：488-93.
33) McCarthy M Jr, Jonasson O, Chang CH, et al. Assessment of patient functional status after surgery. J Am Coll Surg. 2005；201（2）：171-8.
34) McCarthy M Jr, Chang CH, Pickard AS, et al. Visual analog scales for assessing surgical pain. J Am Coll Surg. 2005；201（2）：245-52.
35) Gram-Hanssen A, Jessen ML, Christophersen C, et al. Trends in the use of patient-reported outcome measures for inguinal hernia repair：a quantitative systematic review. Hernia. 2021；25（5）：1111-20.
36) Liem MS, Halsema JA, van der Graaf Y, et al. Cost-effectiveness of extraperitoneal laparoscopic inguinal hernia repair：a randomized comparison with conventional herniorrhaphy. Coala trial group. Ann Surg. 1997；226（6）：668-75；discussion 675-6.
37) Heikkinen TJ, Haukipuro K, Hulkko A. A cost and outcome comparison between laparoscopic and Lichtenstein hernia operations in a day-case unit. A randomized prospective study. Surg Endosc. 1998；12（10）：1199-203.

CQ 24-2 　鼠径部ヘルニアに関してどのようなデータ集積が現在施行されているか？

検討方式	コラム

解説

現在，鼠径部ヘルニアに関するデータ集積は欧米を中心に行われている。

最初の報告は 1992 年から開始された Swedish Hernia Register である[1]。スウェーデンの 8 つの病院が，15 歳以上の全ての手術について，患者データ，ヘルニア分類，手術法，麻酔法，入院期間，合併症，再手術を登録しており，全ヘルニア手術の約 98％である年間約 16,000 件がカバーされている[2]。この登録はスウェーデンの個人番号の使用が許可されており，患者の長期間の追跡が可能である。また，国民健康福祉委員会とスウェーデン議会連盟によって財政的に支援されている。

次いで報告されたのが，Danish Hernia Database（DHDB）である[3]。デンマークの全国民が登録している Danish Civil Registration System の個人番号と，デンマークで行われた全ての治療が記録されている Danish National Hospital Register（NHR）から鼠径部ヘルニア手術の情報を抽出し，1998 年からデンマークで行った成人（18 歳以上）の全ての鼠径部ヘルニア手術を前向きに登録している。術者は術直後に，病院/クリニック，手術法，麻酔法，手術所見，初発/再発の詳細を記録する。DHDB の登録の信頼性は NHR と毎年比較され，90％以上の正確な登録が継続されている。

現在，欧州最大のデータ集積は 2009 年にドイツ語圏（ドイツ，オーストリア，スイス）で設立された Herniamed である[4]。インターネットで英語かドイツ語で登録可能で，患者データ，手術データ（入院 / 外来，緊急 / 待機，麻酔法，嵌頓，腸切除，手術時間，抗生剤使用法，初発 / 再発，手術法，メッシュの種類・大きさ・固定法（縫合，tack，糊），ドレーンの留置，使用品の製品名と製造会社），合併症（術中，術後（外科的，全身）），疼痛（Numerical Rating Scale，鎮痛剤使用と使用期間，疼痛部位，感覚異常），EHS 分類を記録し，全ての患者の 1 年，5 年，10 年後の経過観察が行われている。

　米国では 2013 年に米国ヘルニア学会によって Americas Hernia Society Quality Collaborative Database（AHSQC）が開始された[5]。このデータベースは，外科医が入力した患者データ，術前評価，手術の詳細，30 日間経過観察の記録と患者が入力した長期経過観察の記録が集積されており，2019 年には 325 人の外科医が 45,000 例以上のデータを入力した[6]。

　その他に，2011 年にフランスで開始された Club Hernie，2015 年に欧州ヘルニア学会で開始された EuraHS などがある[7]。

　日本では 2021 年から日本ヘルニア学会主導で National Clinical Database による大規模な集積が開始されたが，術後結果の追跡調査がないのが今後の課題である。

文献

1) Nilsson E, Haapaniemi S. The Swedish hernia register：an eight year experience. Hernia. 2000；4：286-9.
2) Lundström KJ, Holmberg H, Montgomery A, et al. Patient-reported rates of chronic pain and recurrence after groin hernia repair. Br J Surg. 2018；105（1）：106-12.
3) Burcharth J. The epidemiology and risk factors for recurrence after inguinal hernia surgery. Dan Med J. 2014；61（5）：B4846.
4) Stechemesser B, Jacob DA, Schug-Paß C, et al. Herniamed：an internet-based registry for outcome research in hernia surgery. Hernia. 2012；16（3）：269-76.
5) Poulose BK, Roll S, Murphy JW, et al. Design and implementation of the Americas Hernia Society Quality Collaborative（AHSQC）：improving value in hernia care. Hernia. 2016；20（2）：177-89.
6) Angus A, DeMare A, Iacco A. Evaluating outcomes for robotic-assisted inguinal hernia repair in males with prior urologic surgery：a propensity-matched analysis from a national database. Surg Endosc. 2021；35（9）：5310-4.
7) Kyle-Leinhase I, Köckerling F, Jørgensen LN, et al. Comparison of hernia registries：the CORE project Hernia. 2018；22（4）：561-75.

小児-術前診断に必要な検査

CQ 1-1
小児鼠径ヘルニアの診断に際し画像診断は理学的所見のみによる診断と比較して推奨されるか？

answer
小児鼠径ヘルニアの診断に画像診断，特に超音波検査は，理学的所見よりも推奨される。

推奨グレード	エビデンスレベル	検討方式
B	Ⅳ	旧方式

解説

理学的所見として silk sign，精索肥厚があるが，対側発症例を対象にした初回手術時の対側 silk sign 陽性率は 65％，精索肥厚陽性率は 41％とともに低く，信頼性に欠けると報告されている[1]。一方，2006 年には，silk sign の精度は 91.1%，感度 93.1%，特異度 97.3%であったと報告されており[2]，その診断精度にはばらつきが多い。画像診断，特に超音波検査は，1992 年に内鼠径輪部の精索幅の長さを用いたヘルニア診断法が報告され[3]，2003 年に小児鼠径ヘルニア超音波分類を用いた診断により対側発症率が従来の 10.2%から 1.5％に減少したと報告されている[4]。1996 年には内鼠径輪の幅により診断する方法で，超音波診断は，感度 92.3％，特異度 93.7％，精度 93.2％，理学的所見は，感度 37.0％，特異度 97.7％，精度 78.8％と報告されて[5]，2000 年には，超音波診断の感度 95.4%，特異度 85.7%，精度 94.9%，理学的所見の感度 92.3%，精度は 87.7%であったと報告されている[6]。また，2017 年には，超音波診断の感度 75％，特異度 97％で，陽性適中率 86.7％と報告され[7]，いずれも高い診断率を示している。

問題点としては，これらの超音波診断法は，まだ統一した測定基準が示されていない。2019 年のメタアナリシスでは，腹膜鞘状突起の開存を検出するための術前超音波検査の診断精度は高いが，腹膜鞘状突起の開存を鼠径ヘルニアとして過大評価する可能性があり，腹膜鞘状突起開存の診断とその後の鼠径ヘルニアになる予測には，さらに検討が必要であると述べられている[8]。

文献

1) 土岐彰, 戸谷拓二. 小児鼠径ヘルニアの診断上の問題点. 小児外科. 1986；18（3）：297-300.
2) Luo CC, Chao HC. Prevention of unnecessary contralateral exploration using the silk glove sign（SGS）in pediatric patients with unilateral inguinal hernia. Eur J Pediatr. 2007：166（7）：667-9.
3) Uno T, Mochida Y, Wada H, et al. Ultrasonic exploration of contralateral side in pediatric patients with inguinal hernia. Surg Today. 1992；22（4）：318-21.
4) Toki A, Watanabe Y, Sasaki K, et al. Ultrasonographic diagnosis for potential contralateral inguinal hernia in children. J Pediatr Surg. 2003；38（2）：224-6.
5) Chou TY, Chu CC, Diau GY, et al. Inguinal hernia in children：US versus exploratory surgery and intraoperative contralateral laparoscopy. Radiology. 1996；201（2）：385-8.

6) Kervancioglu R, Bayram MM, Ertaskin I, et al. Ultrasonographic evaluation of bilateral groins in children with unilateral inguinal hernia. Acta Radiol. 2000；41：653-7.
7) Zaidi SH, Rahman JU, Siddiqui TS, et al. Exploration of the contralateral groin in pediatric inguinal hernia or hydrocele based on ultrasound findings – Is it justified?. J Ayub Med Coll Abbottabad. 2017：29（1）：26-9.
8) Dreuning KMA, Broeke CEMT, Twisk JWR, et al. Diagnostic accuracy of preoperative ultrasonography in predicting contralateral inguinal hernia in children：a systematic review and meta-analysis. Eur Radiol. 2019：29（2）：866-76.

CQ 1-2	術中対側検索法は術前に行われる検査所見と比較し有用であるか？

 answer 術中対側検索法は術前に行われる理学的所見や超音波検査と比較し，はるかに有用である。

推奨グレード	エビデンスレベル	検討方式
B	I	旧方式

解説 術中対側検索法は，患側ヘルニア嚢あるいは臍部から腹腔鏡を挿入し，対側の内鼠径輪部を検索する方法である[1]。術中対側検索法は，感度94.7％，特異度96.7％，精度96.4％であり，理学的所見は，感度37.0％，特異度97.7％，精度78.8％，超音波診断は，感度93.8 or 92.3％，特異度94.9 or 93.7％，精度94.6 or 93.2％と報告されている[2]。術中対側検索法のメタアナリシスでは，感度99.4%，特異度99.5%で，安全かつ高い精度の検査法であると報告されている[3]。一方，術中対側検索法では，内鼠径輪部の形態分類や腹膜鞘状突起の長さから手術適応を決定しているが，統一した判断基準は示されていない。今後，多くのRCTの結果が待たれると報告されている[4]。

文献
1) Lowe TE, Schropp KP. Inguinal hernias in pediatrics：Initial experience with laparoscopic inguinal exploration of the asymptomatic contralateral side. J Laparoendosc Surg. 1992：2（3）：135-40.
2) Chou TY, Chu CC, Diau GY, et al. Inguinal hernia in children：US versus exploratory Surgery and intraoperative contralateral laparoscopy. Radiology. 1996；201（2）：385-8.
3) Miltenburg DM, Nuchtern JG, Jaksic T, et al. Laparoscopic evaluation of the pediatric inguinal hernia – A Meta-Analysis. J Pediatr Surg. 1998：33（6）：874-9.
4) Sajid MS, Ladwa N, Colucci G, et al. Diagnostic laparoscopy through deep inguinal ring：A literature-based review on the forgotten approach to visualize the abdominal cavity during emergency and elective groin hernia repair. Surg Laparosc Endosc Percutan Tech. 2013：23（3）：251-4.

小児-鼠径部ヘルニア分類

CQ 2-1	小児鼠径部ヘルニアの分類に関しては病型（外・内・大腿）で判断するよりも日本ヘルニア学会 2021 年版鼠径部ヘルニア分類（新 JHS 分類）として区別する方が推奨されるか？
検討方式	コラム

解説　日本ヘルニア学会 2021 年版鼠径部ヘルニア分類（新 JHS 分類）（p. 24，図 1 参照）は，外鼠径ヘルニア，内鼠径ヘルニアおよび大腿ヘルニアをヘルニア門のサイズでさらに 3 分類しているが，小児ではそのほとんどが外鼠径ヘルニアで，ヘルニア門が 1.5 cm 以下の L1 に分類される。この分類は成人鼠径ヘルニアを対象に考えられた分類であり，小児で L2-3，M1-3，F1-3 に当てはまる症例は非常に稀であり，これを小児鼠径部ヘルニアの分類として使用することは推奨されない。

小児−適応−症候性・無症候性鼠径ヘルニアにおける治療オプション

乳児期の鼠径ヘルニアに対する治療方針として経過観察は手術治療に比して推奨されるか？

answer
自然治癒を考慮すると乳児期においては経過観察が望ましいが，嵌頓のリスク回避を目的として手術治療が推奨される場合もある。

推奨グレード	エビデンスレベル	検討方式
B	Ⅳ	旧方式

解説

　今回抽出された論文[1-3]から，乳児期に鼠径ヘルニアの診断がついた場合，ただちに手術を行う，出生後3カ月以降に行う，出生後6カ月頃に行う，自然治癒の可能性と対側発生の可能性から診断されてから6カ月間の経過観察を推奨するなど，様々な意見がみられた。また，超音波検査による検討から自然閉鎖の時期を考えると，出生後9カ月を目安に手術の可否を判断することが望ましいのではとの分析もされている[3]。しかし，その多くの論文では嵌頓のリスク回避が最重要事項であり，嵌頓の既往や危険性が高い症例地域の特性（嵌頓に対する緊急の処置ができない地域など）を考慮した症例では可及的速やかに手術を行う必要があるとしている。

　Rappaport[4]らは，全身麻酔の乳児の発達に対する影響を動物実験の結果から危惧し，「緊急性のない3歳未満の全身麻酔は延期すべきである」と記載しているが，2017年にアメリカで行われた多施設共同研究による報告[5]では「3歳以下での全身麻酔が脳に影響を与えるといった明らかなエビデンスはない」と明記されている。

図　脳障害

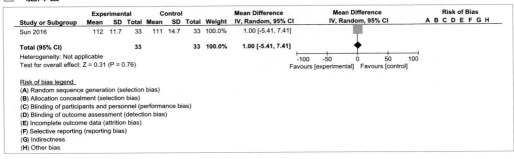

文献 　1）千葉庸夫.【経験】鼠径ヘルニア手術の時期や自然治癒に関する検討. 小児科. 2007；48（4）：490-2.
　2）上野滋, 添田仁一, 田島知郎, 他. 乳児期発症鼠径ヘルニアに対する待期手術の利点と欠点―手術適期についての考察―. 日臨外医会誌. 1994；55（6）：1420-4.
　3）Toki A, Watanabe Y, Sasaki K, et al. Adopt a wait-and-see attitude for patent processus vaginalis in neonates. J Pediatr Surg. 2003；38（9）：1371-3.
　4）Rappaport BA, Suresh S, Hertz S, et al：Anesthetic neurotoxicity--clinical implications of animal models. N Engl J Med. 2009；372（9）：796-7.
　5）Sun LS, Li G, Miller TL, et al. Association Between a Single General Anesthesia Exposure Before Age 36 Months and Neurocognitive Outcomes in Later Childhood. JAMA. 2017；315（21）：2312-20.

CQ 3-2 新生児期の鼠径部ヘルニアに対する治療方針として経過観察は手術治療に対して推奨されるか？

answer 新生児期の手術は原則として推奨されないが, 嵌頓が生じた症例では手術を行う。

推奨グレード	エビデンスレベル	検討方式
B	Ⅲ	旧方式

解説　新生児期に手術を行うことは, 全身麻酔が患児に及ぼす影響, 組織の脆弱性, 自然治癒の可能性[1]から原則としては推奨されない。しかし, 嵌頓が生じた場合, たとえ還納されたとしても, さらに嵌頓を繰り返すことで, 整復による加圧の際, 組織・血管の脆弱性から性腺の壊死を引き起こす可能性が言及されている[2]。

文献 　1）Toki A, Watanabe Y, Sasaki K, et al. Adopt a wait-and-see attitude for patent processus vaginalis in neonates. J Pediatr Surg. 2003；38（9）：1371-3.
　2）Puri P, Guiney EJ, O'Donnell B. Inguinal hernia in infants：the fate of the testis following incarceration. J Pediatr Surg. 1984；19（1）：44-6.

CQ 3-3 卵巣脱出鼠径ヘルニアに対して早期手術は経過観察よりも推奨されるか？

answer 卵巣脱出鼠径ヘルニアでは早期手術が推奨される。

推奨グレード	エビデンスレベル	検討方式
B	Ⅳ	旧方式

解説　非還納性の卵巣脱出鼠径ヘルニアでは, 手術や全身麻酔による合併症のリスクから新生児・乳児期は十分に注意を払ったうえで出生後9カ月以降に手術を行うといった報告[1]があるが, 脱出している卵巣が捻転して壊死する可能性があるため早期手術が望ましいという報告が多い[2-4]。アメリカの多施設共同研究[5]でも44％は緊急に手術を行い, 42％は待機的にではあるが早期に手術を行うとの結果であり, 自然治癒を待つよりも早期に手術することが支持されている。

文献

1) Hirabayashi T, Ueno S, Hirakawa H, et al. Surgical Treatment of Inguinal Hernia with Prolapsed Ovary in Young Girls：Emergency Surgery or Elective Surgery. Tokai J Exp Clin Med. 2017；42（2）：89-95.

2) 西明, 岩中督, 内田広夫, 他. 滑脱型女児鼠径ヘルニアにおける卵巣壊死症例 6 例の検討. 日小外会誌. 2005：41（4）：643-9.

3) Boley SJ, Cahn D, Lauer T, et al. The irreducible ovary：a true emergency. J Pediatr Surg. 1991；26（9）：1035-8.

4) Kurobe M, Harada A, Sugihara T, et al. Management of inguinal hernia with prolapsed ovary in very low birthweight infants during neonatal intensive care unit hospitalisation. J Paediatr Child Health. 2017；55（11）：1357-60.

5) Wiener ES, Touloukian RJ, Rodgers BM, et al. Hernia survey of the Section on Surgery of the American Academy of Pediatrics. J Pediatr Surg. 1996；31（8）：1166-9.

小児-鼠径ヘルニアの外科治療

CQ 4-1　初発の小児鼠径ヘルニア手術治療ではPotts法とLPEC法のどちらが推奨されるか？

answer　どちらも推奨され，現時点では優劣をつけることはできない。

推奨の方向	エビデンスの確実性
なし	中 $\oplus\oplus\oplus\ominus$

解説　鼠径部切開法（前方到達法）：Potts法と腹腔鏡下ヘルニア修復術：LPEC（Laparoscopic Percutaneous Extraperitoneal Closure）法を比較した論文は多く出ており，今回抽出された論文を解析した。片側鼠径ヘルニアの術後対側のヘルニア発症率については，メタアナリシスの結果ではLPEC法群で少ない傾向があり Risk Ratio（RR）=5.17［0.33，81.18］，特にLPEC法による片側鼠径ヘルニア手術時に対側観察を行い，腹膜鞘状突起の開存を認めた際に，追加処置を行っている施設[1] RR=19.63［6.17, 62.44］においては明らかに対側発症率の減少を示している。

手術時間に関しては，片側例 Mean Difference（MD）=-10.66［-26.13, 4.81］においてはPotts法の方が若干短い傾向にあったが，両側例 MD=11.83［8.10, 15.56］においては明らかにLPEC法の方が時間短縮を認めている[3-5]。

再発率 RR=1.28［0.48, 3.40］に関しては，明らかな差はなかった[1,2,4]。ただし，いずれの論文も短期的な再発に言及するものであり，長期的な報告はみられない。

手術部感染率に関しては臍部ポート創での感染が若干多いとの報告[1] があるが，全体的には大きな差はない[3-5]。

精管損傷や精巣挙上に関して，Endo[3] らはLPEC法ではPotts法による精索の剝離操作がない分，精管・精巣動静脈の損傷や精巣挙上を予防できるであろうと報告している。

重症合併症（死亡・臓器損傷・血管損傷）に関しては論文を検索しうる限りでは認められないが，LPEC法の歴史はPotts法と比較するとまだ浅く，両者を比較するには今後の集積が必要である。

図　対側発症率

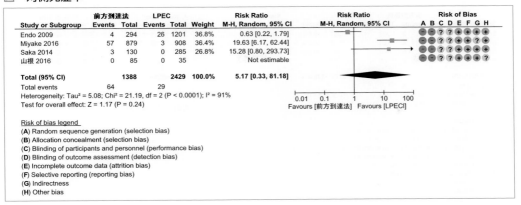

Study or Subgroup	前方到達法 Events	Total	LPEC Events	Total	Weight	Risk Ratio M-H, Random, 95% CI
Endo 2009	4	294	26	1201	36.8%	0.63 [0.22, 1.79]
Miyake 2016	57	879	3	908	36.4%	19.63 [6.17, 62.44]
Saka 2014	3	130	0	285	26.8%	15.28 [0.80, 293.73]
山根 2016	0	85	0	35		Not estimable
Total (95% CI)		**1388**		**2429**	**100.0%**	**5.17 [0.33, 81.18]**
Total events	64		29			

Heterogeneity: Tau² = 5.08; Chi² = 21.19, df = 2 (P < 0.0001); I² = 91%
Test for overall effect: Z = 1.17 (P = 0.24)

Favours [前方到達法]　Favours [LPEC]

Risk of bias legend
(A) Random sequence generation (selection bias)
(B) Allocation concealment (selection bias)
(C) Blinding of participants and personnel (performance bias)
(D) Blinding of outcome assessment (detection bias)
(E) Incomplete outcome data (attrition bias)
(F) Selective reporting (reporting bias)
(G) Indirectness
(H) Other bias

図　手術時間（片側）

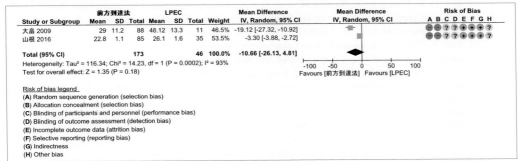

Study or Subgroup	前方到達法 Mean	SD	Total	LPEC Mean	SD	Total	Weight	Mean Difference IV, Random, 95% CI
大畠 2009	29	11.2	88	48.12	13.3	11	46.5%	-19.12 [-27.32, -10.92]
山根 2016	22.8	1.1	85	26.1	1.6	35	53.5%	-3.30 [-3.88, -2.72]
Total (95% CI)			**173**			**46**	**100.0%**	**-10.66 [-26.13, 4.81]**

Heterogeneity: Tau² = 116.34; Chi² = 14.23, df = 1 (P = 0.0002); I² = 93%
Test for overall effect: Z = 1.35 (P = 0.18)

Favours [前方到達法]　Favours [LPEC]

Risk of bias legend
(A) Random sequence generation (selection bias)
(B) Allocation concealment (selection bias)
(C) Blinding of participants and personnel (performance bias)
(D) Blinding of outcome assessment (detection bias)
(E) Incomplete outcome data (attrition bias)
(F) Selective reporting (reporting bias)
(G) Indirectness
(H) Other bias

図　手術時間（両側）

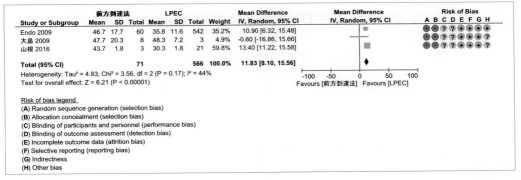

Study or Subgroup	前方到達法 Mean	SD	Total	LPEC Mean	SD	Total	Weight	Mean Difference IV, Random, 95% CI
Endo 2009	46.7	17.7	60	35.8	11.6	542	35.2%	10.90 [6.32, 15.48]
大畠 2009	47.7	20.3	8	48.3	7.2	3	4.9%	-0.60 [-16.86, 15.66]
山根 2016	43.7	1.8	3	30.3	1.8	21	59.8%	13.40 [11.22, 15.58]
Total (95% CI)			**71**			**566**	**100.0%**	**11.83 [8.10, 15.56]**

Heterogeneity: Tau² = 4.83; Chi² = 3.56, df = 2 (P = 0.17); I² = 44%
Test for overall effect: Z = 6.21 (P < 0.00001)

Favours [前方到達法]　Favours [LPEC]

Risk of bias legend
(A) Random sequence generation (selection bias)
(B) Allocation concealment (selection bias)
(C) Blinding of participants and personnel (performance bias)
(D) Blinding of outcome assessment (detection bias)
(E) Incomplete outcome data (attrition bias)
(F) Selective reporting (reporting bias)
(G) Indirectness
(H) Other bias

図　再発率

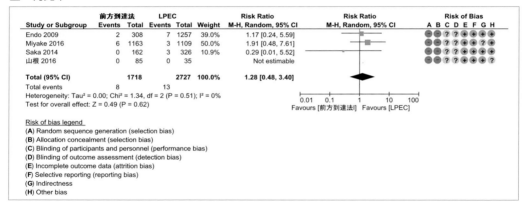

Risk of bias legend
(A) Random sequence generation (selection bias)
(B) Allocation concealment (selection bias)
(C) Blinding of participants and personnel (performance bias)
(D) Blinding of outcome assessment (detection bias)
(E) Incomplete outcome data (attrition bias)
(F) Selective reporting (reporting bias)
(G) Indirectness
(H) Other bias

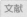 文献

1) Miyake H, Fukumoto K, Yamato M, et al. Comparison of percutaneous extraperitoneal closure（LPEC） and open repair for pediatric inguinal hernia：experience of a single institution with over 1000 cases. Surg Endosc. 2016；30（4）：1466-72.
2) Saka R, Okuyama H, Sasaki T, et al. Laparoscopic treatment of pediatric hydrocele and the evaluation of the internal inguinal ring. J Laparoendosc Adv Surg Tech A. 2014；24（9）：664-8.
3) Endo M, Watanabe T, Nakano M, et al. Laparoscopic completely extraperitoneal repair of inguinal hernia in children：a single-institute experience with 1,257 repairs compared with cut-down herniorrhaphy. Surg Endosc. 2009；23（8）：1706-12.
4) 山根裕介, 石川啓, 大畠雅之. 当院における小児鼠径ヘルニアに対する腹腔鏡下経皮的腹膜外ヘルニア閉鎖術の検討. 長崎医会誌. 2016；91（2）：89-94.
5) 大畠雅之, 徳永隆幸, 吉田拓哉, 他. 小児外鼠径ヘルニアに対する Laparoscopic percutaneous extraperitoneal closure（LPEC）法. 長崎医会誌. 2009；84（3）：71-8.

CQ 4-2　Potts 法とLPEC法では適応および手術時年齢に差はあるのか？

answer　適応においては男女ならびに年齢による差はない。

推奨の方向	エビデンスの確実性
なし	中 ⊕⊕⊕⊖

解説

　腹腔鏡下ヘルニア修復術：LPEC法を導入初期は，精管・精巣動静脈の損傷や精管の巻き込みを危惧して，女児のみを適応として開始し，徐々に適応を拡大している施設や，あるいは乳児期以降の症例を適応としている施設がみられる。しかし，これまでの報告から，年齢・体重・性別による手術の影響に有意差は認められていない[1-4]。むしろ，鼠径部切開法（前方到達法）：Potts 法による精索の剥離操作がない分，精管・精巣動静脈の損傷や精巣挙上を予防できるといわれており，徐々にLPEC法の優位性も認識されてきている。

図 手術時体重

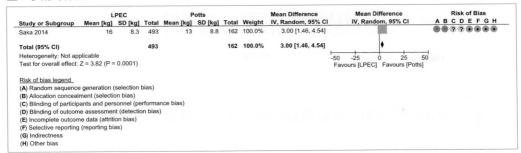

Risk of bias legend
(A) Random sequence generation (selection bias)
(B) Allocation concealment (selection bias)
(C) Blinding of participants and personnel (performance bias)
(D) Blinding of outcome assessment (detection bias)
(E) Incomplete outcome data (attrition bias)
(F) Selective reporting (reporting bias)
(G) Indirectness
(H) Other bias

図 精管損傷率

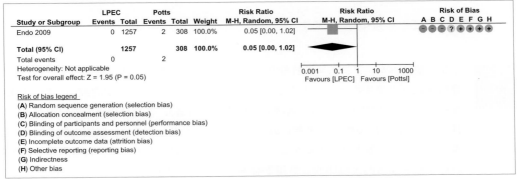

Risk of bias legend
(A) Random sequence generation (selection bias)
(B) Allocation concealment (selection bias)
(C) Blinding of participants and personnel (performance bias)
(D) Blinding of outcome assessment (detection bias)
(E) Incomplete outcome data (attrition bias)
(F) Selective reporting (reporting bias)
(G) Indirectness
(H) Other bias

1) 渡邉高士, 窪田照男, 三谷泰之, 他. 小児鼠径ヘルニアに対する laparoscopic perctaneous extraperitoneal closure（LPEC）の検討―LPEC は小児外鼠径ヘルニアの標準術式になり得るか?―. 日小外会誌. 2015；51（5）：879-83.

2) Miyake H, Fukumoto K, Yamato M, et al. Comparison of percutaneous extraperitoneal closure（LPEC）and open repair for pediatric inguinal hernia：experience of a single institution with over 1000 cases. Surg Endosc. 2016；30（4）：1466-72.

3) Saka R, Okuyama H, Sasaki T, et al. Laparoscopic treatment of pediatric hydrocele and the evaluation of the internal inguinal ring. J Laparoendosc Adv Surg Tech A. 2014；24（9）：664-8.

4) Endo M, Watanabe T, Nakano M, et al. Laparoscopic completely extraperitoneal repair of inguinal hernia in children：a single-institute experience with 1,257 repairs compared with cut-down herniorrhaphy. Surg Endosc. 2009；23（8）：1706-12.

小児-日帰り手術

CQ 5-1　小児鼠径ヘルニアに対し日帰り手術は推奨できるか？

answer　推奨できる。

推奨の方向	エビデンスの確実性
実施することを強く推奨する	中 ⊕⊕⊕⊖

解説

　小児鼠径ヘルニアに対する日帰り手術には実施する施設の状況によって，独立した専用施設（外来手術ユニットなど）で行う方法[1-3]と既存の入院施設の一部（病棟）を利用する方法[4-6]とがある。入院しない場合（前者），または病院での宿泊がない半日入院／1日入院の場合（後者）の小児における利点としては，家族や住み慣れた環境から患児が分離される不安がないことが第一に挙げられるが，他にも患児と保護者の身体的・経済的・時間的な負担が軽減すること，院内感染のリスクが減少すること，施設での病床利用の効率化やマンパワーの節減が可能であること，国の医療費が削減できることなどが挙げられる[1-7]。

　小児鼠径ヘルニアに対する日帰り手術と入院での手術とを比較した報告[4]では，手術部位感染率・術後疼痛・再発率などの合併症発生率に有意差が認められなかった。1,000例以上の小児鼠径ヘルニアに対する日帰り手術を検討した報告[5,6]では，予定外入院率（居残り入院率）が0.3～0.8％であり，帰宅後に受診した症例の中に入院を要する症例はなかった。また，患者・家族へのアンケートでは日帰り手術の満足度が96％と高かった[5]。なお，腹腔鏡下ヘルニア修復術：LPEC法と鼠径部切開法（前方到達法）：Potts法での日帰り手術を比較検討した報告[3,7]では，LPEC法で術後疼痛や悪心・嘔吐の発生率が高く，手術時間や手術室在室時間が長かった。いずれの術式においても小児鼠径ヘルニアに対しては，患児の精神衛生面での利点を考慮すると日帰り手術は十分推奨に値すると考えられる。

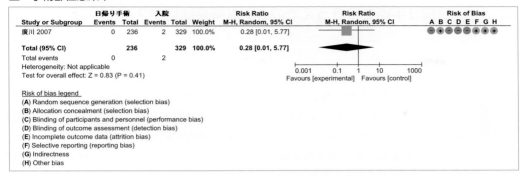

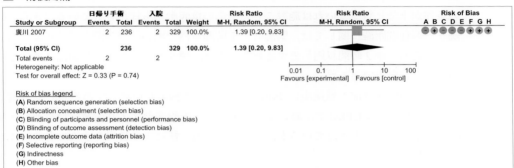

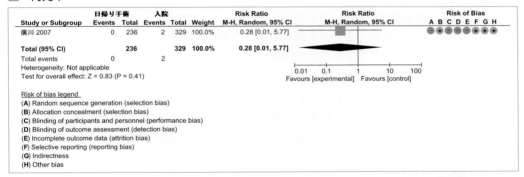

文献

1) 宮崎恭介. 小児鼠径ヘルニアに対する外来手術. 小児外科. 2007；39：1389-94.
2) Melone JH, Schwartz MZ, Tyson KRT, et al. Outpatient inguinal herniorrhaphy in premature infants：is it safe? J Pediatr Surg. 1992；27（2）：203-7；discussion 207-8.
3) Koivusalo AI, Korpela R, Wirtavuori K, et al. A single-blinded, randomized comparison of laparoscopic versus open hernia repair in children. Pediatrics. 2009；123（1）：332-7.
4) 廣川慎一郎, 渡邊智子, 大西康晴, 他. 小児鼠径ヘルニアに対する short stay surgery の検討. 日臨外会誌. 2007；68（8）：1896-902.
5) 上野滋, 横山清七, 平川均, 他. 小児鼠径ヘルニアの Day Surgery. 日外会誌. 2000；101（10）：729-32.
6) 三宅啓, 漆原直人, 福本弘二, 他. 小児腹腔鏡下鼠径ヘルニアにおける日帰り手術の現状. 小児科. 2016；57（11）：1353-9.
7) 松浪薫, 清水智明, 木内恵子, 他. 小児鼠径ヘルニア日帰り手術における術後悪心・嘔吐, 疼痛の検討：腹腔鏡手術と Potts 法の比較. 麻酔. 2009；58（12）：1516-20.

日帰り手術を行ううえでの必要な条件は何か？

検討方式	コラム

解説　患児と保護者の条件，施設の条件，帰宅許可の基準が挙げられる。

　小児の鼠径ヘルニアに対する日帰り手術を安全に行うためには，下記に示す患児と保護者の条件，施設の条件，帰宅許可の基準を満たす必要がある[1-5]。

　患児と保護者の条件のうち年齢に関しては，日帰り手術の適応を修正在胎週数が60週以上[4]や出生後3カ月以上[5]としている報告，早産児においても平均修正在胎週数45週（34〜59週）での日帰り手術が安全に施行できたとする報告[6]がみられ，他の条件が十分に整っていれば施設ごとに適応の低年齢化も採用されている。また，病院までの通院距離に関しては，緊急時に1時間以内で別の医療機関を受診可能であれば許容範囲[1]や2時間以内[5]とする報告もあり，速やかに受診できる範囲に居住していることが要点である[2,3]。

　鼠径部切開法（前方到達法）：Potts法は日帰り手術の良い適応である[5-7]。腹腔鏡下ヘルニア修復術：LPEC法においては気腹に伴う腹膜刺激により術後疼痛や悪心・嘔吐の発生率が高いとされているが，最近ではLPEC法による日帰り手術も普及してきている[4,7]。

1 患児と保護者の条件
①患児や保護者が希望している
②患児の全身状態がよい（米国麻酔学会の術前身体状態分類のASA-ⅠまたはⅡ）
③事前に麻酔科医の診察や術前検査の評価を行える予定手術である
④修正年齢が1歳以上である*
⑤病院までの通院距離が車で1時間以内である*
⑥保護者が患児のケアや緊急時の対応などを十分に理解し，実行可能な状況である
＊④⑤に関しては施設により適応が異なる（上記の解説を参照）

2 施設の条件
①麻酔科医と小児外科医および手術室スタッフが小児の日帰り手術に習熟しており，互いに協力的である
②日帰り手術専門コーディネーターまたは看護師を中心に医療従事者間の連携がとれている
③クリニカルパスなどを用いた診療計画が立てられている
④予定外入院が必要になった場合の病床の確保や帰宅後の緊急時の対応が可能である
⑤患児と保護者に対する術前から帰宅後までのオリエンテーションのためのプログラムがあり，確実に実行されている

3 帰宅許可の基準

①麻酔から十分に覚醒している

②バイタルサインが安定している

③術後出血がない

④嘔気・嘔吐がなく，十分な水分を経口摂取できる

⑤排尿が可能である

⑥歩行による移動が可能である

⑦内服薬や坐剤により疼痛がコントロール可能である

⑧責任をもって患児のケアができる保護者が帰宅後に患児の傍にいる

文献

1) 白神豪太郎. 日帰り麻酔：安全で質の高いケアの提供体制構築が必須. 日臨麻会誌. 2016；36（5）：567-75.

2) 日本麻酔科学会, 日本臨床麻酔学会, 日帰り麻酔研究会. 日帰り麻酔の安全のための基準. 日帰り麻酔の安全のための基準ガイドブック, pp. 1-3, 克誠堂出版, 東京, 2001.

3) 日本麻酔科学会, 日本臨床麻酔学会. 日帰り麻酔の安全のための基準. http：//anesth.or.jp/files/pdf/higaerimasui.pdf（2021/8/31 アクセス）

4) 三宅啓, 漆原直人, 福本弘二, 他. 小児腹腔鏡下鼠径ヘルニアにおける日帰り手術の現状. 小児科. 2016；57（11）：1353-9.

5) 津川力. 小児外科における日帰り手術. 消外 N. 2000；5（1）（40）：66-70.

6) Melone JH, Schwartz MZ, Tyson KRT, et al. Outpatient inguinal herniorrhaphy in premature infants：is it safe? J Pediatr Surg. 1992；27（2）：203-7；discussion 207-8.

7) 松浪薫, 清水智明, 木内恵子, 他. 小児鼠径ヘルニア日帰り手術における術後悪心・嘔吐, 疼痛の検討 —腹腔鏡手術と Potts 法の比較—. 麻酔. 2009；58（12）：1516-20.

小児−周術期管理と指導

周術期管理と指導に関して

検討方式	コラム

解説　小児鼠径ヘルニア術後の管理には，呼吸，悪心・嘔吐，発熱，疼痛，輸液，経口摂取，創感染などの各管理，指導には，創管理，外陰部の腫脹，外来受診，その他の問い合わせなどへの対応が含まれるが，一般的には合併疾患を持たず全身状態良好な患児の術後には大きな問題が発生することはないので，術後の処置および指導に関しては科学的な分析よりも経験則による。

　以下に，基本的な管理や指導における注意点を列記する。

【呼吸管理】

　喘鳴を含む気道愁訴の発生率は 2.6 %[1] 〜5.3 %[2] であり，低出生体重児では術後の無呼吸発作に注意を要する[1]。いずれも入院による管理が推奨される。

【悪心・嘔吐の管理】

　発生率は 9.1 %[1] 〜18.1 %[2] であり，一過性のものなので問題ない。腹腔鏡下ヘルニア修復術：LPEC法と鼠径部切開法（前方到達法）：Potts法の比較では，LPEC法群で術後の悪心・嘔吐の発生率が高かった（術後の悪心：LPEC法群 = 30.2%，Potts法群 =12.5%，術後の嘔吐：LPEC法群 =22.6%，Potts法群 =10.4%）[3]。

【発熱の管理】

　発熱の発生率は 10.1 %[2] 〜25.3 %[1] であり，37〜38℃の発熱では物理的冷却（氷枕，氷囊）[1,4] を行い，発熱＞ 38℃あるいは 38.5℃では解熱剤の内服薬または坐剤を用いる[5,6]。

【疼痛管理】

　術後創痛出現率は 7.4 %[2] であり，創痛出現時には乳幼児では経過観察とし，年長児では鎮痛剤を投与する[1]。アセトアミノフェンかイブプロフェンを最初の 24 時間，4〜6 時間毎に経口投与する[2] か，アセトアミノフェン坐剤（約 10 mg/kg）を用いる[3,5]。LPEC法とPotts法の比較では，鎮痛剤使用例：LPEC法群 =39.6%，Potts法群 =23% と有意差がみられ，疼痛の程度も LPEC法で強かった[3]。

【輸液】

　3〜6時間継続し[1]，経口摂取が開始されたら終了する[2,4,5,7]。

【経口開始】

　麻酔覚醒後から2時間前後に飲水を開始し，嘔吐がなければ摂食を開始する[3-7]。室温の白水と体温まで温めた白湯を，麻酔覚醒後1時間と2時間に与えて比較すると，室温群では体温群に比べて有意に嘔吐発生率が高く（25 %，26.7 % vs 6.9 %，10.2 %），

1時間群と2時間群の間では差がなかったので，体温に温めた白湯を投与する限り覚醒後1時間で嘔吐発生率が上昇することはない[6]。

【抗菌薬】

通常の創感染率は1〜2％[8]であり，抗菌薬投与を勧める報告[2,4,8]もあるが，無菌手術なので予防的抗菌薬の投与は不要[5,7,9]とする意見が多い。

【創の管理に関する指導】

家族による創の管理は不要[7,9]であるが，家族から病院に問い合わせたり外来受診を促したりする必要がある状況は，創の発赤，疼痛・圧痛の増強，創からの浸出液[4]などである。

【外陰部の腫脹】

陰部の腫脹が心配ないことを説明する[1,4]。

【外来受診】

1週後に外来受診[5,7]とすることが多いが，口頭・書面での説明をしておき連絡や相談が可能な状態とし，術後に外来での経過観察は不要とする報告もある[10]。

【入浴・運動・外出等の日常生活】

入浴・シャワーは術後2日目以降に解禁し，運動は患児の自主性にまかせる。外出（保育園・幼稚園・学校）は状態が許せば可能である[7]。

文献

1) 勝俣慶三. [鼠経ヘルニア患児の看護] 小児鼠径ヘルニアの術後管理. 小児看護. 1986；9（8）：1007-9.
2) 秋山洋, 高松英夫, 野口啓幸, 田原博幸. [鼠経ヘルニア患児の看護] 小児鼠径ヘルニアの術後の問題点と合併症. 小児看護. 1986；9（8）：1010-6.
3) 松浪薫, 清水智明, 木内惠子, 他. 小児鼠径ヘルニア日帰り手術における術後悪心・嘔吐, 疼痛の検討―腹腔鏡手術とPotts法の比較―. 麻酔. 2009；58（12）：1516-20.
4) 五十嵐寿子, 本田久子. [鼠経ヘルニア患児の看護] 小児鼠径ヘルニアの術前・術後の看護. 小児看護. 1986；9（8）985-90.
5) 関下芳明, 鈴木温, 柳壮一郎, 他. 【クリニカルパスによる外科医療の進歩】クリニカルパス作成の実例 小児鼠径ヘルニア手術のクリニカルパス. 臨床外科. 2003；58（11）：226-8.
6) Mercan A, El-Kerdawy H, Bhavsaar B, et al. The effect of timing and temperature of oral fluids ingested after minor surgery in preschool children on vomiting：a prospective, randomized, clinical study. Pediatr Anesth. 2011；21（10）：1066-70.
7) 上野滋, 平川均, 檜友也. 【クリニカルパスに基づいた術後管理のすべて】小児鼠径ヘルニア日帰り手術. 消化器外科. 2006；29（5）：846-54.
8) Usang UE, Sowande OA, Adejuygbe O, et al. The role of preoperative antibiotics in the prevention of wound infection after day case surgery for inguinal hernia in children in Ile Ife, Nigeria. Pediatr Surg Int. 2008；24（10）：1181-5.
9) 西寿治. 乳児期男児の左外鼠径ヘルニア―この症例に対する治療方針―. 外科. 1983；45（8）：780-7.
10) Khan Y, Fitzgerald P, Walton M. Assessment of the postoperative visit after routine inguinal hernia repair：A prospective randomized trial. J Pediatr Surg. 1997；32（6）：892-3.

小児-麻酔

CQ 6-1
小児鼠径部ヘルニア手術においてLPEC法とPotts法において麻酔法に違いはあるか？

検討方式	コラム

解説　麻酔法としては，全身麻酔，硬膜外麻酔，脊髄くも膜下麻酔，神経ブロック，局所麻酔などが考えられるが，小児の手術ではたとえ神経ブロックや局所麻酔による無痛が得られても，体動防止，精神庇護のために，鎮静や全身麻酔の併用が必要となる。

　腹腔鏡手術では，気腹による腹腔内圧の上昇，吸収された二酸化炭素による高二酸化炭素血症等により，換気障害や血圧低下など，さまざまな生理学的変化をきたし得るため，麻酔は気管挿管による全身麻酔が望ましい[1]。しかし，近年，LPEC法において声門上器具を用いた報告も散見される[2,3]。

　一方，Potts法では特別な理由がない限り気管挿管の絶対適応はない。小児において喉頭痙攣などの周術期の有害事象の発生が少ないとされる声門上器具やマスク麻酔の使用も可能である。

文献
1）蔵谷紀文.【小児麻酔の知識スタンダード】Anesthetic Management of Laparoscopic Surgery for Infants and Children）. 日臨麻会誌. 2008；28（4）：573-7.
2）岩出珠幾, 安福正男, 上林エレーナ幸江, 他. 腹腔鏡下鼠径ヘルニア手術におけるラリンジアルマスク（プロシール®：LMA-Proseal™）の有用性の検討. 日小外会誌. 2020；56（6）：921-5.
3）Tulgar S, Boga I, Cakiroglu B, et al. Short-lasting pediatric laparoscopic surgery：Are muscle relaxants necessary? Endotracheal intubation vs. laryngeal mask airway. J Pediatr Surg. 2017；52（11）：1705-10.

CQ 6-2
術中の局所麻酔・ブロック麻酔・硬膜外麻酔の併用は全身麻酔のみと比較して推奨できるか？

answer　鼠径部切開法（前方到達法）：Potts法において，全身麻酔との併用は推奨できる。

推奨の方向	エビデンスの確実性
実施することを条件付きで推奨する	中 ⊕⊕⊕⊖

解説　小児鼠径ヘルニア手術（Potts法，LPEC法）に対する麻酔法を比較した臨床研究を評価した。術中の局所麻酔・ブロック麻酔・硬膜外麻酔の併用による優位性が問題となる。アウトカムは，術後疼痛，術後経過，入院期間，手術時間，麻酔薬使用量などである。採用論文は10編（後ろ向き研究2編，RCT8編），非採用論文は148編であった。採用論文の全てがPotts法での報告であり，併用による術後疼痛の軽減を示

す研究[1-10]が多く，重大な有害事象の報告はない。

　8編のRCTの分析によると，術中の局所麻酔・ブロック麻酔・仙骨硬膜外麻酔の併用は，術後の各種疼痛スコアを改善し[3-8,10]，また鎮痛薬の使用頻度を減少させ[3,5-7,9]，術後早期の疼痛軽減に有用である。さらに，ストレスホルモン値を比較した研究では，局所麻酔の併用によってその上昇を有意に抑えるという結果であった[3,5,8,9]。また，創部局所麻酔施行のタイミングは，執刀前・後で疼痛スコアに差はなく，ストレスホルモン値上昇の程度にも有意な差はなかった[5,8]。

　悪心・嘔吐等の術後経過の面でもわずかであるが有用であった。手術時間は全身麻酔単独と比べてわずかな延長がみられたが，術中の全身麻酔薬および麻薬の投与量に差はなかった[3,5]。

　ただし，問題点として，採用された論文の全てがPotts法での報告であることが挙げられる。LPEC法はPotts法に比べ，術後の悪心・嘔吐の発生率が高く，疼痛の程度が強いとの報告[11]があり，気腹による腹膜の刺激など手術手技による影響が主な要因と考えられている。そのため，LPEC法における各麻酔法併用の有用性についての言及はここでは避ける。

文献

1) 吉村学，山下唯可，坂本誠史，他．幼児〜学童期の鼠径ヘルニア手術症例に対する超音波ガイド下腸骨鼠径神経ブロックの有用性．臨麻．2014；38（7）：1017-20.
2) 福田博一，牧野駿一，平林由弘．小児鼠径ヘルニア根治術に対する仙骨硬膜外麻酔の術後痛に対する効果．自治医大紀．1996；19：43-7.
3) Abu Elyazed MM, Mostafa SF, Abdullah MA, et al. The effect of ultrasound-guided transversus abdominis plane（TAP）block on postoperative analgesia and neuroendocrine stress response in pediatric patients undergoing elective open inguinal hernia repair. Paediatr Anaesth. 2016；26（12）：1165-71.
4) Chen FS, Wong TK, Shyr MH, et al. Comparison of inguinal nerve block and intravenous fentanyl in relieving postinguinal herniorrhaphy pain for pediatric outpatients. Ma Zui Xue Za Zhi. 1991；29（2）：580-5.
5) Cnar SO, Kum U, Cevizci N, et al. Effects of levobupivacaine infiltration on postoperative analgesia and stress response in children following inguinal hernia repair. Eur J Anaesthesiol. 2009；26（5）：430-4.
6) Conroy JM, Othersen HB Jr, Dorman BH, et al. A comparison of wound instillation and caudal block for analgesia following pediatric inguinal herniorrhaphy. J Pediatr Surg. 1993；28（4）：565-7.
7) Hinkle AJ. Percutaneous inguinal block for the outpatient management of post-herniorrhaphy pain in children. Anesthesiology. 1987；67（3）：411-3.
8) Okur H, Küçükaydin M, Muhtaroğlu S, et al. Effects of bupivacaine infiltration on beta-endorphin and cortisol release and postoperative pain following inguinal herniorrhaphy in children. Pediatr Surg Int. 1996；11（1）：41-4.
9) Ryhänen P, Adamski J, Puhakka K, et al. Postoperative pain relief in children. A comparison between caudal bupivacaine and intramuscular diclofenac sodium. Anaesthesia. 1994；49（1）：57-61.
10) 中原康雄，青山興司，岩村喜信，他．小児鼠径ヘルニアの術後疼痛管理　術野への局所麻酔薬散布の有効性の検討．日小外会誌．2004；40（5）：650-3.
11) 松浪薫，清水智明，木内恵子，他．小児鼠径ヘルニア日帰り手術における術後悪心・嘔吐，疼痛の検討―腹腔鏡手術とPotts法の比較．麻酔．2009；58（12）：1516-20.

小児-併発症の予防と治療

小児鼠径ヘルニアにおいて麻酔や手術の合併症を考慮した場合，手術と経過観察ではどちらが推奨されるか？

answer

低出生体重児では麻酔や手術の合併症が発生する可能性が高くなるため，嵌頓のリスクが低い場合には成長を待って手術すべきである。ただし，嵌頓のリスクが高い場合には早期に手術を行うべきであるが，小児外科手術に習熟した施設で小児外科専門医が実施するべきある。

推奨グレード	エビデンスレベル	検討方式
B	Ⅳ	旧方式

解説　　鼠径ヘルニアの自然治癒の可能性をどの程度考慮するかによって手術時期の考えに違いが出る。教科書的には新生児・乳児期早期に嵌頓の危険が高いとされ，早期手術の方針が多いが[1,2]，新生児・乳児期症例では身体発育に伴い症状が軽減していくことが少なからずある。自然治癒する症例の選別法は確立されておらず，低出生体重児でも嵌頓する頻度は以前の報告より低い[3]。一方で，低体重，低年齢が嵌頓の危険因子であることから，嵌頓を回避するためには，小児外科手術に習熟した施設で，診断がつき次第根治術を受けるべきであるとの考えもある。超低出生体重児では手術なしで 6 カ月間経過観察を行って不要な手術を避ける選択肢が提言され，自然治癒を認めない場合には嵌頓のリスクを減らすために出生後 10 カ月までには根治術を実施すべきであると示されている[4]。NICU 退院前の未熟児の鼠径ヘルニア手術は再発の危険性はあるが，嵌頓や外科的合併症は増加させないとの報告もある[5]。さらに，待機手術または手術なしで嵌頓する確率は全小児例で 7 ％，早産児では 11 ％とのシステマティック・レビュー[6]がある。

　　以上より，嵌頓のリスクが低い場合には，麻酔合併症の発生リスクが低くなる時期以降に手術を考慮すべきであり，嵌頓のリスクが高い場合には手術を考慮するが，麻酔と手術の合併症の発生に留意して小児外科専門医が行う必要がある。

文献
1) 米倉竹夫. 外鼠径ヘルニア，間接鼠径ヘルニア. 系統小児外科学 改訂第 3 版, p. 654, 福澤正洋, 中村哲郎, 窪田昭男編, 永井書店, 大阪, 2013.
2) 高松英夫, 福澤正洋 監, 上野滋, 仁尾正記, 奥山宏臣 編. 鼠径ヘルニア. 標準小児外科学. 第 7 版, p. 283, 医学書院, 東京, 2017.
3) Takahashi A, Toki F, Yamamoto H, et al. Outcomes of herniotomy in premature infants：recent 10 year experience. Pediatr Int. 2012；54（4）：491-5.
4) Kurobe M, Baba Y, Otsuka M. Inguinal hernia in very low-birthweight infants：Follow up to adolescence. Pediatr Int. 2016；58（12）：1322-7.
5) Masoudian P, Sullivan KJ, Mohamed H, et al. Optimal timing for inguinal hernia repair in premature

infants：a systematic review and meta-analysis. J Pediatr Surg. 2019；54（8）：1539-45.
6）Olesen CS, Mortensen LQ, Öberg S, et al. Risk of incarceration in children with inguinal hernia：a systematic review. Hernia. 2019；23（2）：245-54.

CQ 7-2 腹腔鏡下ヘルニア修復術は鼠径部切開法で起こりうる合併症の予防における術式として推奨されるか？

answer 術後の対側発症に関しては優位に推奨される。また男児での精巣動静脈・精管の損傷に伴う精巣萎縮や精管閉塞および膀胱損傷，女児での滑脱ヘルニアでの卵管損傷の予防としても推奨されうる。

推奨グレード	エビデンスレベル	検討方式
C1	Ⅳ	旧方式

解説　LPEC法の利点は，①男児ではヘルニア嚢を精索から剥離する際の精管や精巣動静脈損傷を予防できること，②女児では滑脱ヘルニアの不十分な高位結紮や卵管損傷を避けられること，③内鼠径ヘルニアや大腿ヘルニアとの鑑別が容易であること，④対側発症を予防できること，⑤術中オリエンテーションや手技がPotts法よりも容易であること，⑥手術侵襲の程度や創の整容性がPotts法よりも優位である[1,2]，などがあげられる。対側発症に関しては腹膜鞘状突起開存の全てが発症するわけではないので，予防的な縫合閉鎖がover surgeryである可能性はある。ただし，追加手術のリスクを軽減できるという点ではLPEC法の利点は大きい[1]。LPEC法はPotts法に比べて異時性の対側発症率を低下させる術式であることが明らかとなった（LPEC法の対側発症率 0.33〜0.7％，Potts法では 4.2〜6.48％）[2-5]。再発率は従来法，LPEC法ともに1％以下であり，有意差はなかった[5,6]。

文献
1）木村俊郎，須貝道博，石戸圭之輔，他. 小児鼠径ヘルニアに対する手術術式の検討―腹腔鏡下手術（LPEC）と従来法の比較―. 日小外会誌. 2017；53（4）：905-10.
2）石橋広樹，森大樹，矢田圭吾，他. 鼠径ヘルニアの手術：LPEC. 小児外科. 2017；49（2）：184-8.
3）畠山元，小林めぐみ，川村英伸，他. 鼠径ヘルニアの手術：鼠径部アプローチ. 小児外科. 2017；49（2）：189-92.
4）Miyake H, Fukumoto K, Yamoto M, et al. Comparison of percutaneous extraperitoneal closure（LPEC）and open repair for pediatric inguinal hernia：experience of a single institution with over 1000 cases. Surg Endosc. 2016；30（4）：1466-72.
5）Nakashima M, Ide K, Kawakami K. Laparoscopic versus open repair for inguinal hernia in children：a retrospective cohort study. Surg Today. 2019：49（12）：1044-50.
6）嵩原裕夫，渡邉芳夫，住田亘，他. 小児再発鼠径ヘルニア. 小児外科. 2012；44（9）：899-903.

小児の再発鼠径ヘルニアに対して鼠径部切開法と腹腔鏡下ヘルニア修復術のどちらが推奨されるか？

answer　鼠径ヘルニアの再発原因が確認しやすい腹腔鏡下ヘルニア修復術：LPEC法が推奨される。

推奨グレード	エビデンスレベル	検討方式
C1	Ⅳ	旧方式

解説　　小児の再発鼠径ヘルニアを治療するためには，再発の原因検索が重要となる。LPEC法ではヘルニア門を鏡視下に観察できるので，再発の原因診断が確実に行える。さらに，鼠径部切開法（前方到達法）：Potts法による手術既往例における鼠径管内操作は前回手術の影響による組織癒着のため精管，精巣血管，神経組織などの副損傷の危険性が高くなるが，LPEC法による再手術は鼠径管内の組織癒着が障害にならず手術が安全・容易になる。Potts法での再発の原因にはヘルニア嚢の低位結紮，結紮糸の逸脱，新生児や嵌頓症例での脆弱化したヘルニア嚢，ヘルニア嚢の誤認が挙げられる[1,2]。LPEC法での再発の原因には吸収糸でのヘルニア嚢腹膜外結紮，ヘルニア門巾着縫合糸の腹膜スキップ，巾着縫合糸の結紮の緩みによる不完全閉鎖，巨大陰嚢ヘルニアや滑脱型ヘルニアでの不十分な結紮などが挙げられる[1-4]。これらの原因検索と高位結紮の確実な実施はLPEC法の方が容易に実行できる[5,6]。低出生体重児での腹壁筋組織の脆弱による内鼠径輪の開大症例やde novo型の滑脱型（直接型）外鼠径ヘルニアに対しては，鏡視下でヘルニア門を確認したのち，advanced LPEC法[7]や内鼠径輪の高さで二重に大きくヘルニア門を閉鎖するdouble LPEC法[8]を適応する必要があり，今後の検討課題となる。

文献
1) 嵩原裕夫，渡邉芳夫，住田互，他．小児再発鼠径ヘルニア．小児外科．2012；44（9）：899-903.
2) Zhu H, Li J, Peng X, et al. Laparoscopic Percutaneous Extraperitoneal Closure of the Internal Ring in Pediatric Recurrent Inguinal Hernia. J Laparoendosc Adv Surg Tech A. 2019；29（10）：1297-1301.
3) 大島一夫，渡邉芳夫，高須英見，他．LPEC術後の合併症．小児外科．2015；47（6）：651-6.
4) 宮崎栄治，鳥羽山滋生．再発症例の検討（LPEC術後の再発）—当院におけるLPEC術後再発例の検討—．小児外科．2015；47（6）：643-6.
5) Hayashi K, Ishimaru T, Kawashima H. Reoperation After Laparoscopic Inguinal Hernia Repair in Children：A Retrospective Review. J Laparoendosc Adv Surg Tech A. 2019；29（10）：1264-70.
6) Lee SR, Park PJ. Laparoscopic reoperation for pediatric recurrent inguinal hernia after previous laparoscopic repair. Hernia. 2019；23（4）：663-9.
7) 西原実，澤岻安勝，奥島憲彦，他．Advanced LPEC法を行った超低出生体重児における鼠径ヘルニア再発の1例．日臨外会誌．2014；75（9）：2602-5.
8) 田中夏美，銭谷昌弘，野瀬聡子，他．腹腔鏡下鼠径ヘルニア根治術後に対側のde novo型外鼠径ヘルニアを発症した1例．日小外会誌．2020；56（6）：1027-31.

小児-トレーニングとラーニングカーブ

CQ 8-1 小児鼠径ヘルニア手術（Potts法，LPEC法）に対するトレーニングはどのように行われているか？

検討方式	コラム

解説

　　現在，小児鼠径ヘルニア手術は，従来からの直視下手術（主に鼠径部切開法（前方到達法）：Potts法）と内視鏡下手術（主に腹腔鏡下ヘルニア修復術：LPEC法）の2つの手技が行われている。2013年のNational Clinical Datebase（小児外科領域）Annual Report[1]では直視下手術15,423件，内視鏡下手術5,981件と直視下手術の方が優位に多かったが，2018年のReport[2]では直視下手術9,943件，内視鏡下手術8,339件とほぼ同数に並ぶ勢いになっている。一方，小児鼠径ヘルニア総手術件数は2013年には21,377件であったが，2018年には18,198件となり，徐々に減少してきている。

　　大野ら[3]は直視下手術を習得するためには男子の鼠径ヘルニア手術を100例執刀する必要があると分析している。しかし，前述したように手術件数の減少やLPEC法の普及により施設ごとの術式の隔たりが生じ，100例の直視下手術の経験は日を追うごとに難しくなってきている。これまで以上に，机上での学習やビデオ・見学などによるイメージトレーニングが重要になってきており，指導医はしっかりとした教育プログラムを構築していく必要がある。これはLPEC法にもいえることであり，浦尾[4]はドライラボトレーニングの有用性を説いている。LPEC法においては，特にヘルニア門に糸をかける運針の際，指導医が手を出しにくい操作であるため，術前にドライラボで十分なトレーニングを行ったうえで実際の手術を施行しなければならない。LPEC法習得プログラムとして，30回以上のドライラボ運針トレーニングが必要とされており，トレーニング実施群と非実施群とでは明らかに手技の習得期間の差がみられている。Potts法とLPEC法はともに同じ小児鼠径ヘルニアに対する手術であるが，その手技は全く別なものである。しかし，小児外科の手術の中で最も件数が多い手術であり，他の直視下・内視鏡下の手術における基本的な手技の鍛錬においても重要なものである。手術件数の減少も踏まえて，今後しっかりとした教育プログラムをもって小児鼠径ヘルニア手術に臨む必要がある。

文献

1) 日本小児外科学会NCD連絡委員会. National Clinical Datebase（小児外科領域）Annual Report 2013-2014. 日小外会誌. 2018；54（2）：314-35.
2) 日本小児外科学会NCD連絡委員会：National Clinical Datebase（小児外科領域）Annual Report 2017-2018. 日小外会誌. 2021；57（4）：765-72.
3) 大野耕一，中村哲郎，中岡達雄，他. 鼠径管アプローチによるヘルニア修復術習得に必要な手術執刀数―腹腔鏡下鼠径ヘルニア修復術導入後の問題点―. 日小外会誌. 2014；50（2）：211-6.
4) 浦尾正彦. LPEC初心者に対する教育―LPEC練習器によるドライラボトレーニングの有用性―. 小児外科. 2015；47（6）：585-8.

和文索引

欧文索引

鼠径部ヘルニア
診療ガイドライン 2024［第2版］

2015 年 5 月 22 日　　第 1 版発行
2024 年 5 月 24 日　　第 2 版第 1 刷発行

編　集　一般社団法人 日本ヘルニア学会
　　　　ガイドライン作成検討委員会

発行者　福村　　直樹

発行所　金原出版株式会社
　　　　〒113-0034 東京都文京区湯島 2-31-14
　　　　電話　編集（03）3811-7162
　　　　　　　営業（03）3811-7184
　　　　FAX　　（03）3813-0288　　©日本ヘルニア学会, 2015, 2024
　　　　振替口座　00120-4-151494　　　　　　　　　　検印省略
　　　　http://www.kanehara-shuppan.co.jp/　　　*Printed in Japan*

ISBN 978-4-307-20474-3　　　　　　　　印刷・製本／永和印刷

WEB アンケートにご協力ください

読者アンケート（所要時間約 3 分）にご協力いただいた方の中から
抽選で毎月 10 名の方に図書カード 1,000 円分を贈呈いたします．
アンケート回答はこちらから ➡
https://forms.gle/U6Pa7JzJGfrvaDof8